U0273694

问题管理家
（PM+）

世界卫生组织 著

钱炜 童慧琦 译

刘正奎 审校

中信出版集团｜北京

图书在版编目（CIP）数据

问题管理家（PM+）/ 世界卫生组织著；钱炜，童
慧琦译 . -- 北京：中信出版社，2022.1
书名原文：PROBLEM MANAGEMENT PLUS (PM+)
ISBN 978-7-5217-3840-7

Ⅰ．①问… Ⅱ．①世… ②钱… ③童… Ⅲ．①心理健
康－健康教育 Ⅳ．① R395.6

中国版本图书馆 CIP 数据核字（2021）第 243334 号

此刊物由世界卫生组织于 2018 年出版
标题为 Problem Management Plus (PM+)：Individual psychological help for adults impaired by distress
incommunities exposed to adversity
© 世界卫生组织，2018
世界卫生组织授权中国心理学会翻译及出版简体中文版。译本品质由中国心理学会负责。
如果简体中文版与英文版有任何不相符之处，应以英文版为准。
问题管理家（PM+）：为面对逆境困扰的成人提供个人心理疏导
© 中国心理学会（2021）
本书仅限中国大陆地区发行销售

问题管理家（PM+）
著者：　　世界卫生组织
译者：　　钱炜 童慧琦
出版发行：中信出版集团股份有限公司
　　　　　（北京市朝阳区惠新东街甲 4 号富盛大厦 2 座　邮编　100029）
承印者：北京诚信伟业印刷有限公司

开本：880mm×1230mm 1/32　　印张：7.75　　字数：210 千字
版次：2022 年 1 月第 1 版　　印次：2022 年 1 月第 1 次印刷
书号：ISBN 978-7-5217-3840-7
定价：49.00 元

目　录

前　言

世界上有数千万人生活在极其困难的环境中，并在情感上遭受痛苦。许多人生活在长期的贫困之中，生活在城市贫民窟、长期人道主义紧急情况下或流离失所者的难民营中。他们可能会失去家人、朋友和工作，并面对极端的压力，如遭遇暴力致死、性暴力或亲人失踪。他们往往生活在缺乏安全、基本服务和谋生机会的社区。"逆境"一词常常用以描述这种困难的情况。逆境中的人更容易出现精神健康问题和社会性问题。如果遭遇逆境，他们受到伤害的可能性更大。因此，需要为他们提供一系列精神健康、心理及社会性的支持，包括心理疏导措施。然而，那些有需要的人却很少能获得这些疏导。

通过本手册，世界卫生组织（WHO）积极响应世界各地同道的请求，以指导他们为处于逆境中的人们提供心理疏导。我们的精神健康差距行动计划（mhGAP）推荐了一系列由非专业护理人员提供的心理和药物服务，例如利用认知行为治疗（CBT）和人际心理治疗（IPT）来减轻成年人的抑郁。大部分国家主要依靠精神健康专业人员提供这些心理疏导，然而，这类专业人员是稀缺的，而且常常没有接受过 CBT 或 IPT 的培训。因此，研发形式简化的心理疏导很有必要，不仅专业人员可以迅速掌握，非精神健康专业人员也能快速学习这样的心理疏导方法。我们一般将这些简化的、可扩展的心理疏导称为"低强度心理疏导"，因为它们的实施不需要那么高强度的专业人力资源。这意味着，与传统的心理疏导相比，这样的疏导已经经过调整，只需要较少的专业人力资源。无论是否曾接受过专业的精神健康照护培训，人们只要受过低强度心理疏导的培训、接受监督，都可以有效地提供低强度版本的 CBT 和 IPT。此外，严重抑郁的人群也可以受益于低强度疏导。

　　本手册描述的这项名为"问题管理家（PM+）"的低强度心理疏导，适用于遭遇逆境后因痛苦而受到伤害的成年人。我们对 CBT 的一些方面进行了修改，以便其能够应用于专家不足的社区中。为确保这项服务得到广泛应用，我们开发的疏导措施可以帮助因遭遇逆境或其他原因而抑郁、焦虑和有压力的人。无论人们面对的问题有多么严重，它都可以用于改善他们的心理健康和社会心理健康的各个方面。

　　问题管理家（PM+）的效果已通过巴基斯坦和肯尼亚的独立随机对照试验得到证实。

　　我希望您能根据自己的情况，在进行必要的调整后使用本手册，并向我们反馈您的感受，以便我们将来能进一步对其进行修订和完善。

谢卡尔·萨克塞纳博士

精神卫生与物质滥用司司长

世界卫生组织，日内瓦

"问题管理家"在中国

随着我国经济与社会快速发展，人们的生活节奏明显加快，竞争压力不断加剧，个体心理健康问题及其引发的社会问题日益凸显。我国成人精神障碍的终生患病率达 16.6%，那些经历逆境的特殊群体也面临着各种情绪困扰和心理健康风险，例如：农村留守儿童、失独父母和空巢老人等。

近年来，国家已出台了系列政策，并提出"健康中国"和"平安中国"战略。但在实际工作中，我们仍面临着国民心理健康服务巨大的需求与专业服务能力严重不足的挑战，即如何实现我国心理健康服务的普惠性和精准性。若要解决上述问题，则需加强人才队伍的系统培养和数字行为诊疗技术，同时，需要心理健康干预领域优化先前的培养方式，推出更为科学和普惠性的系列心理健康干预和服务技术。世界卫生组织（WHO）近年推出的"问题管理家"（Problem Management Plus，简称 PM+）技术，为解决我国心理健康服务中的人才匮乏困境，提供了一种可行的思路和可操作的路径。

2018 年，我在筹办汶川大地震心理援助十周年会议期间，总是在想，站在十年的交叉点上，该如何应对日益增多的心理危机干预需求和专业力量不足之间的不平衡？在与同行的讨论中，大家有一个共识，即危机干预与心理治疗工作有诸多不同，需要培养更有针对性的专业人才，需要扩展危机发生地的人才培养范围，也要开展国家层面或地区层面高水平的专业人才队伍建设，以支持心理援助与危机干预的长期性。美国斯坦福大学童慧琦教授建议尽快启动全中国层面的高水平专业培训，并热心地帮助设计培训的内容。她特别推荐和强调要将 PM+ 技术作为培训的基础内容，并很快帮助我们联系了时任美国国家创伤应激障碍研究中心主任约瑟夫·鲁塞克（Josef I. Ruzek）教授。在鲁塞克教授的协调下，我们顺利地与世界卫生组织签订了 PM+ 手册简体中文版的翻译出版协议，并在中国心理学会的支持下启动了"问题管理家中国应用"。同时，鲁塞克教授也欣然接受邀请，在"心理创伤干预骨干人才（国际）培养计划"的培训班上主讲 PM+ 技术，童慧琦教授担任翻译并讲授部分内容。两位教授自此也成为每期中国 PM+ 学员的良师益友。

首届培训班学员主要来自高校和科研院所，是一支心理学界骨干专家队伍。而在将 PM+ 技术应用到一线和行业方面，问题管理家中国应用执行负责人钱炜及其带领的 PM+ 核心工作团队发挥了重要作用。他们敏感地把握了医疗系统、妇联以及在一线服务特殊人群的社工等方面的现实需求，采用了线上与线下相结合的培训模式，在公益基金会的支持下，连续举办了多期针对性培训班，这几期学员学有所用，成长迅速，很多学员成为后来的培训班小组指导员。而在随后抗击疫情的心理援助中，他们也成为全国重要的心理援助力量。PM+ 技术在中国一线的应用，引起 WHO 的关注，世界卫生组织精神卫生与物质滥用司司长德沃拉·凯斯特尔（Dévora Kestel）女士、西太平洋区域办公室精神卫生和物质滥用技术主管马丁·范德迪克（Martin Vandedyck）先生专门到中国科学院心理研究所了解应用的情况，并给予了高度肯定。

2020 年初，新冠肺炎疫情突发。由于新冠肺炎病毒的未知性，疫情给人们带来了全国性恐慌、焦虑和抑郁等，中国心理学会第一时间发起了"抗击疫情安心行动"，我担任执行负责人。与先前重大的突发事件心理援助不同，新冠肺炎疫情心理援助和危机干预的需求特别巨大，可以说我们每一个人都身处其中，更困难的是，传统的面对面的心理援助和咨询方式失效。经过反复研讨，在"抗击疫情安心行动"方案中，我们特别提出基于 PM+ 技术研发"自助安心训练营"网络平台，确立了采用 PM+ 技术理念与内在框架，发挥智能技术优势，选择适宜中国人特点的材料，构建高度自适应加后台分层指导的自助式心理干预系统。钱炜带领团队立即投入系统研发，仅用三周时间就推出了"自助安心训练营"线上心理疏导平台，该系统在疫情心理疏导中发挥了独特的作用，在不到一年的时间内，有近 23 万人次使用。同时，根据疫情中不同群体的需求，我们推出了"自助安心训练营"医护版、患者版、亲子版等。战斗在武汉抗疫一线的周勇杰医生及其同事还将"自助安心训练营"患者版的二维码贴在防护服的后背，以便方舱医院的患者加入使用。针对疫情期间医护人员的心理压力，湖南省人民医院专门培训和建立了一支 PM+ 技术队伍，服务本院医护人员，并在不断的实践中，逐步将 PM+ 技术应用到医院的患者服务中，提高了患者的就医满意度。2020 年 3 月初，我带队人驻武汉金银潭医院，开展患者心理服务，PM+ 技术在张定宇院长的大力支持下很快扎根医院。在高度紧张的抗疫战中，张定宇院长一直关注 PM+ 技术应用，一些工作交流都是在他拖着蹒跚的步伐走向病区的路上进行的。在他的关注与询问背后，是他高度负责的专业精神和对医护人员及患者无微不至的呵护！在疫情防控常态化后，PM+ 技术应用逐步整合到医院的体系，形成了以本院人才队伍为基础，面向医护人员，面向就诊患者的心理健康服务体系。

PM+ 技术在中国的应用虽然不到四年，却走过了进入一线应用与发展创新模式的历程，形成了相对完备的组织框架、专家库和人才队伍。作为一种为经历逆境或受情绪困扰的人们设置的短程心理干预技术，这项技术非常好地吸取了业界公认的、具有良好干预效果和实验依据的心理干预方法，如认知行为疗法、人际关系疗法和减压技术等的一些核心要素，并对这些方法做了整合与简化，通过评测-干预一体化，形成了高度结构化、步骤清晰、易操作的心理干预技术。心理专业人员可以快速掌握 PM+ 技术，并应用到实践中去。更重要的是，PM+ 技术也适合广泛的非专业人员。经过一定体量的系统培训和实践，非专业人员就可以成为 PM+ 助人者并开展工作。而 PM+ 技术本身的跨诊断性能够帮助我们处理多种心理健康问题，如焦虑、抑郁等；它还可以真实地帮助人们解决在困境中遇到的实际问题，如家庭纠纷、人际关系等。总之，PM+ 技术是一种具有很好普惠性的技术。

我们相信，"问题管理家"的广泛传播和使用、以"远程班"为始的系列课程的举办和更多助人者的专业能力的提升，将为身处逆境的人们提供更便捷、更高效的心理健康服务，给予其及时的帮助和支持，激发他们继续前行的力量和信心！

在此，要特别感谢 PM+ 技术的引线人——斯坦福大学童慧琦教授和约瑟夫·鲁塞克教授。感谢中国应用专家委员会樊富珉、姜长青、贾晓明、费俊峰、陈雪峰、张向阳、史占彪、张雨青和吴坎坎等。感谢"问题管理家中国应用"核心工作团队吴岩、彭巍、王益沁、原芳、董凡等。感谢世界卫生组织专家埃迪斯·范特霍夫（Edith van't Hof）、马丁·范德迪克、世界卫生组织驻华代表高力（Gauden Galea）和世界卫生组织驻华项目官方丹女士对于问题管理家（PM+）中国应用工作的赞赏和支持。感谢中国心理学会各位领导与同行！感谢武汉金银潭医院、湖南省人民医院、武汉优抚医院等！感谢得到 App 和上海宋庆龄基金会对基于问题管理家（PM+）开展的系列心理援助工作的支持！感谢中信出版社总编辑洪勇刚和编辑沈家乐、刘倍辰，若没有你们的支持，本书的出版肯定不会如此顺利。感谢所有为问题管理家（PM+）中国应用工作提供帮助、支持和鼓励的朋友。

中国科学院心理研究所研究员 / 教授、博士生导师
中国心理学会心理危机干预工作委员会主任委员
问题管理家（PM+）中国应用项目总负责人

第一章

背　景

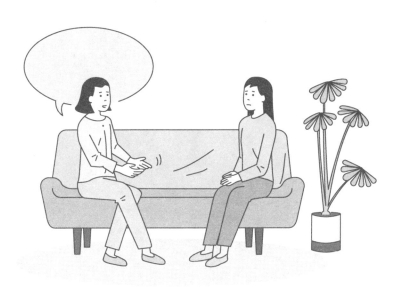

问题管理家（PM+）心理疏导

　　问题管理家（PM+）是为成年人设计的一种简短的心理疏导方案。PM+ 包括两次会面评估以及连续五周、每周一次的疏导，所有会面都采取一对一的形式。[①] 根据服务对象的意愿，其家人或朋友也可以参与疏导过程。这项疏导针对服务对象遇到的问题进行"问题管理"（problem management，PM，也被称为"问题-解决咨询"或"问题-解决疗法"），并提供协助行为转变的方法（＋），故而得名"问题管理家（PM+）"。PM+ 通过综合使用各种方法，既能帮助服务对象应对心理问题，例如压力、恐惧、

---

① 世界卫生组织正在对该手册的小组版本进行测试。该版本名为"PM+ 小组版"，服务对象同样为成人。此外，世界卫生组织将开发和测试专为青少年设计的版本。

无助感等，又能帮助服务对象应对现实问题，例如谋生、家庭矛盾等。

　　PM+ 的目的是减少困扰服务对象的问题。由于该疏导需时较短，它无法解决服务对象在逆境中可能遇到的所有困难。[①] 因此，使用 PM+ 时配合使用其他恰当的心理支持最为理想。机构间常设委员会（IASC）2007 年发布的《紧急情况下精神卫生和社会心理支持指南》梳理了适用于紧急情况的其他相关支持和服务。[②]

　　PM+ 对于处理一系列情绪问题都很有效。虽然它可以帮助忧郁和焦虑的人，但它并不涉及精神障碍的诊断。

　　在本手册中，我们使用"问题管理"一词，而非"问题–解决咨询"等用语。这是因为服务对象可能会面临很多难以解决的问题。比如，有些问题是他们难以甚至无法控制的，如战争、社区暴力或长期贫困。通过使用"管理"一词，我们希望助人者和服务对象明白，即使他们遇到的问题难以解决，仍然有办法减轻问题带来的影响。

　　这是一本应在培训和督导下使用的参考手册。本手册提供了

[①]　在酗酒和物质滥用问题严重的社区，您可能需要在推行 PM+ 的同时，采取与此类问题相关的简短疏导措施。

[②]　根据 IASC（2007 年）指南中使用的术语，PM+ 涉及"针对性社会心理支持"（即 IASC 干预金字塔的第三层）。

疏导方案（附录 G），指导助人者如何进行每次会面。本手册详细介绍了每种策略，以及如何以最佳方式把它们介绍给服务对象。但是，单凭阅读手册并不足以全面掌握手册内的策略，学习如何成为使用本手册的助人者，唯一的方法是通过实际培训和督导。这需要包括：

1. 学习基本的助人技能及 PM+ 策略；

2. 通过角色扮演或模拟训练来实践这些技能和策略；

3. 在与服务对象开展 PM+ 疏导期间接受定期督导。

谁可以使用这本手册？

本手册面向：

1. 从未接受过 PM+ 培训的专业人员；

2. 没有接受过精神健康服务专业训练的人员（包括有心理学学位但没有接受过正式咨询培训和督导的人员、社区工作人员和其他非专业助人者）；

3. PM+ 的培训师和督导师。

如果您符合以下描述，这本 PM+ 手册可能适合您使用：

1. 您在为受逆境影响的人提供帮助的组织中工作；

2. 您有真诚的助人之心，且工作环境允许您有足够的时间帮助服务对象；

3. 您至少具备高中或以上教育程度；

4. 您已完成了关于如何使用 PM+ 的培训；

5. 您具有团队合作精神；

6. 接受训练有素的督导师的持续支持和督导。理想的督导师应该是接受过认知行为疗法（CBT）培训的心理健康专业人士。否则，督导师应该在运用本手册的方法和提供督导两方面有额外的训练和实践。

训练

对非精神健康专业人士的助人者的训练应包括课堂训练和实践训练。课堂训练应至少达到 80 小时（10个整天），并由掌握 PM+ 中的所有策略（包括问题管理、压力管理、行为激活和加强社会支持）且富有经验的精神健康专业人士带领。

课堂训练包括：

- 关于常见精神健康问题（即抑郁、焦虑、压力）的信息

- 每种策略的基础理论

- 基本助人技能

- 通过角色扮演（培训师进行示范，学员参与）练习不同的策略和基本助人技能。在培训的尾声，会有一天时间进行角色扮演练习

- 助人者的自我照顾

实践训练是必需的。仅仅了解 PM+ 的理论知识并不能帮助学员熟练掌握其策略。在督导下进行实践不但能巩固助人者的 PM+ 知识和技能，还能帮其建立必要的信心。完成课堂训练之后，助人者至少应该与两位服务对象分别进行 5 次会面（约 15 小时），作为 PM+ 督导下的实践练习，这 5 次会面的时间跨度不宜少于两周。

实践训练适用于问题不太严重（比如没有严重抑郁）的服务对象，并需要在密切督导下进行（每周 1~2 次督导）。在培训完成后，PM+ 应在常规督导下实施。督导的频率（例如每周一次或每两周一次）取决于助人者的技能水平，这可能会随着时间的推移而变化。

没有接受过认知行为治疗（CBT）正式临床训练的精神健康专业人士也可以学习使用 PM+。他们的培训应该在 40 小时（5 个整天）内完成，然后在密切督导下完成两个个案。培训后应进行常规督导（每周一次或每两周一次，取决于助人者的技能水平）。

督导

督导非常重要。每周 2~3 个小时的小组督导是很好的模式。为了使督导师能更有效地提供指导，每个督导小组的人数上限为 6 人。督导师应具备精神健康护理方面的经验，并已完成 PM+ 培训和额外两天的督导培训。所有督导师都必须有亲自施行 PM+ 的经验。

同伴督导和一对一督导（例如，应对服务对象的紧急问题或危机时）可以成为小组督导模式的有益补充。

督导包括：

- 讨论服务对象的进展
- 讨论在与服务对象相处或实施策略时所遇到的困难

- 使用角色扮演来练习如何应对困难或练习技能
  （以提高助人者的 PM+ 技能）
- 助人者的自我照顾

如需更多有关训练和督导的内容，请参阅 PM+ 助人者训练指南（将按需要提供）。

本手册的结构

本手册主要包括三个部分。

第一部分：

- 手册背景（第一章）
- PM+ 疏导（第二章）
- 基本助人技能（第三章）

第二部分描述了 PM+ 疏导的主要组成部分，其中包括：

- PM+ 评估（第四章）
- 了解逆境，了解 PM+（第五章）
- 压力管理（第六章）
- 问题管理（第七章）

- 采取行动，持之以恒（第八章）

- 加强社会支持（第九章）

- 保持健康，展望未来（第十章）

第三部分由附录组成，其中包括：

- 评估工具（服务对象同意参与 PM+ 的流程，PM+ 推行前、推行期间和完成后的评估）（附录 A、B 和 C）

- 自杀意念的风险评估和应对（附录 D）

- 给服务对象的资料表（附录 E）

- 想象如何助人的案例研究（附录 F）

- PM+ 疏导步骤（描述 PM+ 各次会面内容的工作辅助指南，附录 G）

对话示例

 我们在手册和疏导步骤中加入了对话示例——使用者需要根据当地情况加以调整。因为对话文本包含了您可能需要帮助服务对象理解的具体策略的信息，所以请尽可能在疏导中采用这些对话（需适应当地的情况）。但是，直接朗读示例对话并不是与服务对象建立良好关系的理想方式，您可以用更合适的方法描述助人策略，而不需完全照搬示例对话。此外，当您描述一个常见问题（例如，了解逆境）以及解释某种策略（例如，管理压力以减少焦虑）的用途时，我们建议您使用一些与服务对象及其面对的问题相关且有意义的例子。

> 灰色方框中的文字描述了如何处理具有挑战性的服务对象（例如，受性暴力影响的人）的陈述，以及如何帮助生活在困境（例如，冲突环境）中的服务对象。尤其重要的是，在进行更困难的演示或在更具挑战性的环境中工作之前，您要熟悉这些灰色方框中的材料。

资料表

在向服务对象描述一个特定策略时，您可以使用给服务对象的资料表（附录 E）作为辅助工具。资料表可以作为备忘发给服务对象，以提醒他们在会面后如何实施这些策略。此外，还有一个时间表，可供您和服务对象一起记录他们应于何时完成某个行动计划或活动。

PM+ 的适用对象是哪些人？

如上所述，PM+ 适用于那些生活在受逆境影响的社区中，处于抑郁、焦虑或压力下的成年人。

PM+ 不适用于：

1. 计划在近期自杀的人；

2. 患有精神疾病、神经系统疾病或因物质使用障碍引起严重机能损伤的人（例如：精神病患者、酒精或药物依赖者、严重智力残疾者、痴呆患者）。

如果服务对象有迫切需求并且 / 或者亟须保护（例如，一名年轻女性正处于被攻击的严重风险中），您应该先进行心理急救（PFA）。[①] 在适当情况下，这样的服务对象也适用于 PM+。

关于评估的第四章解释了如何评估排除标准，并提供了转介选择。

---

① 您需要知道如何提供"心理急救"（PFA），这需要一天时间来学习。请参阅：世界卫生组织、战争创伤基金会和世界宣明会：《现场工作者心理急救指南》，世界卫生组织：日内瓦，2011 年；世界卫生组织、战争创伤基金会和世界宣明会：《心理急救：训练现场工作者的指导员手册》，世界卫生组织：日内瓦。

如果在疏导结束时，服务对象的情况还未改善，如何处理?

您应与督导师讨论该服务对象的进展。如果您和督导师一致认为服务对象的情况直到第五次会面依旧没有显著改善（例如其情感、焦虑或压力等情绪问题只有轻微改善，甚至完全没有改善），那么您可以考虑以下几个选择。您和督导师可以在您与服务对象的第四和第五次会面之间，或第五次会面后，决定下一步做法。

1. 基于您与督导师的讨论，您可以鼓励服务对象继续自行练习 PM+ 策略，并安排时间（例如在第五次会面后的三个月内）对此服务对象进行跟进。该建议只适用于受困扰程度不严重以及没有自杀意念的服务对象。

2. 在您与督导师讨论的基础上，您可以将服务对象转介给（精神）健康专业人员进行评估和进一步照护。这适用于受困扰程度严重的服务对象，适用于那些在 PM+ 结束时或在三个月后的跟进评估中有自杀意念的服务对象，同时也适用于那些已投入地参与 PM+ 疏导但情况只得到轻微改善的服务对象。

3. 根据您与督导师的讨论，您可以提供额外的 PM+ 会面，并使用相同的策略。例如，花了较长时间适应和信任助人者，并在后期会面中呈现出情况改善的服务对象将从这个选项中获益。

对大部分服务对象而言，接受 PM+ 疏导后的数月内，在日常生活中练习 PM+ 策略非常重要。通常情况下，在接受疏导后的这段时间内，服务对象的受困扰程度和应对方式都会发生改变。因此，在安全的情况下，鼓励服务对象在没有进一步心理援助的情况下尝试运用所学的策略是很重要的。我们还建议您在一段时间后（比如在疏导后三个月）继续跟进服务对象。这样，如果他们仍然存在问题，他们可获得进一步的援助。

根据文化背景和当地情况改编本手册

本手册的当前形式是 PM+ 的通用版本。您可能需要根据当地的文化背景和具体情况调整手册，如：

- 恰当得体地将本手册翻译成当地语言
- 纳入当地的语言表达习惯和比喻
- 根据社会文化差异选择助人的方法（例如，进行疏导的地点是在家里还是在援助中心，助人者与服务对象的性别是否需相同，如何获得同意，如何邀请家庭成员参与，以及如何与服务对象讨论禁忌话题，如性暴力）
- 选择合适的策略。在一些人道主义危机的背景下，PM+ 手册中的某些部分并不能直接照搬（例如，不应选择手册第八章"采取行动，持之以恒"中一些可能会给服务对象带

来伤害或风险的活动）

• 在报告自杀和儿童虐待方面的法律差异

• 在保护处于严重性暴力风险下的服务对象时，当地相关部门能够提供的资源（正式和非正式）方面的差异

• 社会服务的差异，包括保护服务

• 卫生系统的差异，包括在一般卫生保健系统和专科卫生保健系统中获得精神科、神经科和物质滥用问题科等护理的机会

• 改编本手册中附带的图片和图像

将 PM+ 付诸实践

您需要考虑以下重要因素：

• 如何组织培训和督导？

• 在哪里进行会面？

• 如何识别那些可能适合参与 PM+ 的服务对象？

• 如何与服务对象进行初次预约和后续预约？

• 如何跟进未参与会面的服务对象的情况？

• 如何监控 PM+ 的实施情况？

• 对于需要更多帮助或者个性化帮助的服务对象，如何转介，以及向何处转介？

第二章

问题管理家
（PM+）疏导

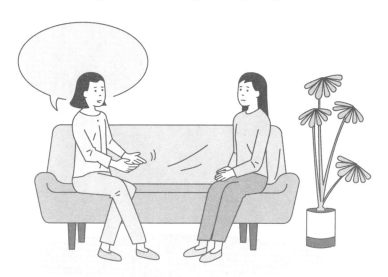

学习 您会在本章节中学习什么？	会面 本章节适用于哪次会面？	资料表 本章节与哪些资料表相关？
• 初步了解 PM+，例如疏导的整体框架，策略实施的次序 • 初步了解各项 PM+ 策略	• PM+ 疏导全程	• PM+ 疏导对象资料表（附录 E）

"问题管理家（PM+）"是一个术语，它指的是一种短期心理疏导方法。它把常用的问题-解决策略和一些行为策略相结合。PM+ 的整体目标是建立服务对象管理自己的情绪困扰的能力，并在可能的情况下减少自己的实际问题。因此，PM+ 使用了类似训练或辅导的语言风格，并且避免为服务对象提供建议。

每位服务对象都应按照本手册中介绍的顺序来学习 PM+ 的所有策略。

PM+ 策略

以下是 PM+ 的所有心理策略的简要描述。

压力管理（第六章）

教授服务对象一个简单的"压力管理"策略，将帮助他们更好地管理焦虑和压力。服务对象可通过每日练习"压力管理"策略来预防严重的压力或焦虑。"压力管理"可以帮助人们在面对压力时平静下来。"压力管理"所使用的策略是放慢呼吸，虽然放慢呼吸这一策略在大部分情况下都适用，但服务对象同样可以采用其他有效的本土化放松方法（如一些瑜伽技巧）。[①]

在 PM+ 初期（即第一次会面时），我们就应该向服务对象介绍"压力管理"策略。另外，在每次会面结束时我们也应进行压力管理练习。

问题管理（第七章）

这是一种适用于遇到实际困难（如失业、家庭冲突等）的服

---

① 这是一个在根据当地的社会文化背景调整 PM+ 手册时需要考虑的问题。

务对象的策略，我们将这种策略称为"问题管理"。问题管理策略应在第二次会面中进行介绍。您将与服务对象一起为他们最关注的问题想出可行的解决方案。你们可以共同选择那些最有效的问题解决方案，然后规划如何实施这些解决方案。

采取行动，持之以恒（第八章）

这项策略旨在提高服务对象的活动水平（例如，社会性活动或执行必要任务或工作的水平）。许多缺乏活动的服务对象容易感到抑郁。抑郁在不同的人身上可能会有不同的表现，但通常会表现为容易疲倦、缺乏精力和动力、情绪低落、对以往喜欢的活动失去兴趣、感到绝望或毫无价值。通常，他们也可能会感到不同形式的身体不适，如头痛或背痛。感到抑郁的人往往不会再做他们以前常做的事情。"采取行动，持之以恒"的目标是增加服务对象的活动，从而对其情绪产生直接的影响。这项策略应在第三次会面中介绍。

加强社会支持（第九章）

有情绪问题的人可能会与支持性的人和组织疏离。加强服务对象的社会支持（例如，加强他们与值得信赖的朋友、家人、同事或社区组织之间的联系），有助于改善其身心健康。该策略会在第四次会面中介绍。如果服务对象看起来已建立了良好的社会支持并在规律地使用它，您可能只需要鼓励他们继续维持这些关系。但对于其他服务对象，您可能需要花些时间与他们讨论如何加强他们的社会支持，并协助他们制订一个实用的计划以获得更多的社会支持。

PM+ 疏导框架

PM+ 疏导包含了 5 次每次 90 分钟的单独会面。我们建议您每周与服务对象进行一次会面，但您可能需要根据服务对象的需要和当地情况增加或减少会面。

下面，您将看到整个疏导过程的图示，包括每次会面的主要内容和对于一般服务对象所建议的会面时间。除非有特别的原因，我们鼓励您尽可能按照建议的时间进行会面，这样您就可以在每次会面中足够详细地涵盖所有策略。您应该避免只把自己最喜欢的策略付诸实践而忽略别的策略。然而，我们也应灵活地使用该手册，例如在帮助实际问题不多但患有严重抑郁症的服务对象时，相比于"问题管理"，我们可能需要更多的时间来理解和规划"采取行动，持之以恒"。也就是说，此时花更多时间在"采取行动，持之以恒"上是可行的。因此，虽然 PM+ 有固定的框架，但我们鼓励您在督导师的指导下对其进行一定程度的灵活调整，以确保能够有效地解决服务对象的主要问题。

PM+ 疏导流程

PM+ 简介

1

- PM+ 简介与保密协议（5 分钟）
- 基于评估的回顾与 PSYCHLOPS 评估[①]（10 分钟）
- 什么是 PM+（20 分钟）
- 了解逆境（30 分钟）
- 压力管理（20 分钟）
- 结束会面（5 分钟）

PM+

2

- 总体回顾与 PSYCHLOPS 评估（5 分钟）
- 问题管理（70 分钟）
- 压力管理（10 分钟）
- 结束会面（5 分钟）

PM+

3

- 总体回顾与 PSYCHLOPS 评估（5 分钟）
- 问题管理（35 分钟）
- 采取行动，持之以恒（35 分钟）
- 压力管理（10 分钟）
- 结束会面（5 分钟）

PM+

4

- 总体回顾与 PSYCHLOPS 评估（5 分钟）
- 问题管理（20 分钟）
- 采取行动，持之以恒（20 分钟）
- 加强社会支持（30 分钟）
- 压力管理（10 分钟）
- 结束会面（5 分钟）

结束 PM+ 疏导

5

- 总体回顾（20 分钟）
- 保持健康（30 分钟）
- 想象如何助人（20 分钟）
- 展望未来（15 分钟）
- 结束疏导（5 分钟）

---

① PSYCHLOPS 评估是一个评估量表，包括 PM+ 推行前、推行期间和完成后的
评估。详情请参阅第四章和附录 A、B 和 C。

会面的结构

在每次会面开始时，您应要求服务对象完成疏导期间的评估
（见附录 B）。您可根据服务对象在评估中的回应，与其讨论自上
次会面（如上周）后他们的感受和总体的问题应对情况。这样的
回顾有助于您了解他们的近况，并让服务对象有机会谈论过去一
周里的积极体验或困难。您也可以询问服务对象的情绪困扰是否
有所改善或恶化。您还可以与他们讨论那些你们之前计划好、需
要在各次会面之间练习的任务，例如谈论练习进度、练习中的收
获，以及遇到的问题等。

在介绍每个环节的核心策略前，您可选择花些时间尝试处
理或协助服务对象处理练习期间出现的任何问题。在简短地回
顾后，您可以为服务对象概述今天会面将会谈及的内容，例如
回顾"问题管理"、引入新策略来改善他们的情绪和一起练习
"压力管理"等。

在每次会面结束时，您应简要总结服务对象将要完成的练习，
并提供一份能够帮助他们完成任务的资料表。您需要经常检查服
务对象是否已理解他们在下次会面前要完成的内容，并在本次会
面结束前确定下次会面的时间和地点。

PM+ 疏导方案（见附录 G）中详细介绍了每次会面的流程。

PM+ 会面期间，邀请服务对象的家人或朋友参与 PM+

在 PM+ 疏导进行期间，有时服务对象可能会希望邀请信任的朋友或家人一起参与会面。这对许多服务对象而言可能很有帮助，特别是有助于他们在会面后练习策略。然而，会面中有其他人参加也可能具有挑战性，有些人可能会反客为主或毫无帮助（例如，对您的服务对象说消极的话，批评 PM+ 策略，等等）。当有服务对象信任的其他人参与会面时，请记住，您所关注的并不是服务对象的朋友或家人的问题。在场的其他人的作用是支持您的服务对象实行策略，如鼓励他进行"压力管理"和"采取行动，持之以恒"。

一般而言，值得信任的家人或朋友比较适合参与第一次会面（在 PSYCHLOPS 评估完成后），以了解 PM+ 疏导和"压力管理"策略。此外，他们也可参加第三次会面中的一部分，以了解"采取行动，持之以恒"策略。服务对象信任的人可以在会面中了解这些策略，以便在服务对象在未来遇到问题或陷入困境时更好地为他们提供支持。

但是，我们不应该指望这些家人或朋友成为服务对象的助人者，因为他们未必有信心担起这一责任。我们不鼓励家人和朋友参与"问题管理"环节（第二次会面的内容和第三、四、五次会面中的部分内容），这是因为服务对象有可能会觉得他们不能随

心所欲地谈论一些与家人或朋友有关的问题。同样，如果您希望
服务对象在评估中分享个人信息，您也应该考虑有其家人或朋友
在场的利弊。

在本章节， 您学到了	• 关于 PM+ 疏导的信息，包括各项策略的有关信息 • 关于 PM+ 会面的框架 • 何时让值得信任的家人或朋友加入会面

第三章

基本助人技能

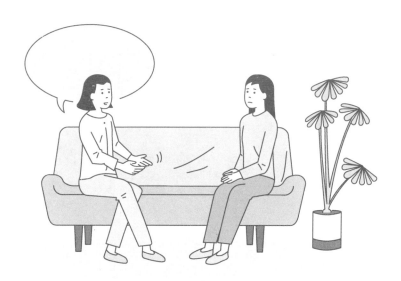

学习	会面	资料表
您将在本章节中 学习什么？	本章节适用于 哪次会面？	本章节与哪些 资料表相关？
• 如何使用基本助人技能与服务对象建立良好的信任关系 • 助人者与服务对象之间的关系需注意的事项 • 如何处理服务对象可能遇到的困难	• 每次与服务对象对话都会用到这些技能	• 无

在介绍具体的 PM+ 策略之前，我们将讨论基本助人技能，这些技能聚焦于会面过程中的沟通，以及您与服务对象的关系的建立。建立基于信任和尊重的关系，对于任何形式的心理疏导来说都至关重要，事实上，这些基本助人技能正是 PM+ 的基础。如果您未能经常使用这些技能，正式的 PM+ 策略也难以成功实施。

尊重服务对象

您应该真诚地希望帮助服务对象，对新想法保持开放的态度，并乐于倾听他人。总而言之，您应该以尊重他人的方式为服务对象提供关怀，顾及文化差异，并且对服务对象的种族、肤色、性别、年龄、语言、信仰、政治或其他观点、国籍、民族、原住民身份或社会出身、财产状况、性取向、出身或其他状况都没有歧视。这些态度对于与服务对象建立关系至关重要。如果没有建立良好的关系，服务对象就很难从疏导中获益。

理解服务对象的文化、性别和语言背景

在与服务对象会面之前，您应该对当地文化有较好的理解。如果您自己就来自当地，或您有类似的文化背景，这方面通常问题不大，但是，在同一个国家、地区或社区中仍可能存在巨大的差异。社会是复杂的，社会中有很多有不同文化背景的群体，他们受着不同文化的影响。您可能并不熟悉每种文化，包括服务对象的性别角色、社会或他人对他／她的期望及其宗教信仰和习惯。有时候，您可能需要更多地了解服务对象的文化信仰体系。

您可以通过提问来了解他们的信仰及其群体、文化的习俗。

通过提出这些问题，您对可能存在的差异表达了尊重，这有助于降低您冒犯服务对象或漏掉重要信息的概率。

有时，您也许会决定（在督导师的指导下）挑战一些明显有害的文化观念或习俗（例如"强奸是受害者的过错"或"驱魔能治愈精神疾病"等观念）。这时，您需要非常小心地进行，以便服务对象仍然愿意继续参与疏导。

有些服务对象可能会更愿意在同性助人者的帮助下进行疏导。在可能的情况下，您应该尽量安排。同样，您可以照顾到服务对象首选的语言或方言，并在可能的情况下，安排会说同种语言或方言的助人者来支持这些服务对象。

基本助人技能

为了促进与服务对象的良好关系，您需要采用并定期练习一些相关的素质和心理技能。在阅读这些技能的描述时，请您试着回想起这样一个时刻：在您与好友或家人谈论了他们的问题后，对方向您表达感激之情时。您在聆听时很可能已使用了许多这样的技能，您可以将这些技能非常自然地表现出来，使服务对象知道您在倾听并愿意支持他们。

A. 保密

信任和保密对于您与服务对象建立关系非常重要。服务对象需要知道当他们与您讨论私事时，这些信息是会被保密的。这对于有密切形式的创伤经历（intimate forms of traumatic experiences）的服务对象来说尤其重要，特别是当这些事件存在"污名化"时。可是，服务对象也必须了解这种保密性的法律界限。例如，根据国家法律以及当地的社会保障和服务系统，当服务对象存在自杀或伤害他人的风险时，您可能必须打破保密协议，并上报相应机构。[1]

持续的督导是对保密性另一方面的限制。在督导过程中，您将与您的督导师以及可能的助人者团队讨论您的服务对象的问题和进展。督导最大限度地提高了疏导的积极作用，而您应该让服务对象知道这一保密限制。

作为保密工作的一部分，所有关于服务对象的信息（例如，服务对象的评估结果和个人资料等）都会被保存在一个安全、上锁的地方（例如文件柜[2]）——这一点是很重要的，它对每次会

---

[1] 请考虑这是否符合当地的社会文化和习俗。

[2] 实现资料保密的一个方法是避免在评估表格中填写服务对象的个人资料，例如姓名和联系方式。您也可以在表格中使用特定的编号来标记服务对象。随后，您需要把服务对象所有的个人资料和他们特定的编号存放在不同的文件中。这一文件与评估表格和服务资料需要分别存放在不同的上锁处。

面开始时收集的评估数据也很重要。

B. 表达关心

向服务对象表达关心是一项重要的技能。请您尽己所能地了解服务对象的情况，包括他们当下的情绪感受。从另一方面来说，您不能过分沉溺于服务对象的感受，甚至误将它们当成自己的感受，这可能会使您感到压力并使工作负担过重。

以下语句能向服务对象表达关心，包括：

- 听起来对您来说这很有挑战性 / 令人不安 / 可怕
- 我能从您的表情中看出这对您来说有多痛苦
- 您经历了许多困难
- 您经历了很多事
- 我能听出这令您多么悲伤 / 害怕

C. 非语言技能

非语言技能也可以用于与服务对象沟通，令对方感受到您正在聆听，这也是一种表达关心的方式。非语言技能包括保持符合当地文化的眼神接触及点头，而且在大部分文化中，请保证你的姿势是开放、接纳的（例如避免交叉双臂、采用生硬或不自然的坐姿，或转身离开服务对象）。有时您可表达出与服务对象相似的情感，这能表现出您在聆听他们的讲述。这可能意味着当他们表达悲伤（因为他们眼中有泪）时，您也表露伤心之色。您也可以使用简短的口头语让他们知道您在倾听，例如"是的"、"好的"、"我理解"和"嗯"。重要的是请记住，上面提到的非语言技能在不同的文化环境中存在很大的差异。

D. 赞扬服务对象的坦诚

为了帮助服务对象能轻松地谈论有关个人的、难以启齿的或令人尴尬的话题，试着感谢他们，甚至真诚地赞扬他们是如此坦诚。在整个疏导过程中，您也可以赞扬服务对象在实施 PM+ 策略和改善自己时付出的努力。

以下例句可供参考：

• 谢谢您与我分享

• 您能跟我分享这些私密的感受，真的是非常勇敢

• 虽然与我谈论这些可能很难，但我认为这将对您的恢复很有帮助

• 我可以看得出，您真的在尝试定期练习"压力管理"

• 使用当地谚语，如"一人计短，二人计长"

E. 认同（Validating）服务对象的困难

许多服务对象会因为与陌生人谈论自己的问题而感到尴尬。他们可能认为不会有人与他们有同样的感受，他们也可能认为谈论情绪或个人问题是一种病态、疯狂或软弱的表现，有些服务对象甚至可能会因为自己的感受而责怪自己。因此，在整个疏导过程中帮助服务对象消除这些误解很重要。您可以通过让服务对象了解许多人也有同样的反应和困难，将服务对象的问题正常化来做到这一点。这就是"认同"他们的困难，这意味着您要帮助他们意识到他们的反应是可以理解的，这也是一种很好的表达关注的交流方式。可是，我们建议您不要告诉服务对象您知道他们正在经历什么，虽然您可能想尝试认同他们的经验，但这种做法却可能对服务对象产生相反的影响，因为他们可能不相信您。

以下是一些有关"认同"服务对象的困难的例子。

- 您经历过这样的困难，会感到压力并不奇怪
- 您刚才描述的是人们在这种情况下的常见反应
- 许多接受疏导的人也曾描述过这种感受
- 您描述的反应是很常见的
- 我对您感到害怕并不惊讶

F. 放下您的个人价值观

运用这些基本助人技能意味着您需要始终尊重服务对象的个人价值观和信念，这可能是颇具挑战性的，尤其是当您并不同意他们的价值观或信念时。不管服务对象对您说了什么，您都不应该批判他们，这意味着不要让您自己的个人信念或价值观影响您对服务对象的回应。有人只是聆听而不加评判，这可能是服务对象过去从未有过的经历，这可以大大提高他们对您的信任。

G. 避免提供建议

一般情况下，您不应该向服务对象提供建议。提供建议不同于为服务对象提供重要或有用的资讯（例如，有关法律服务或其他可能有用的社区组织的信息）。提供建议意味着您告诉服务对象去做什么或不做什么（例如，不要和您的丈夫谈及此事）。

所有助人者都会在某个时刻感到有必要提供建议，这是一种非常正常的意愿。例如，一位感到非常绝望，表现出抑郁迹象的服务对象可能会觉得"问题管理"策略，尤其是想出潜在的方案来解决问题非常困难。在这种情况下，您可能非常想建议服务对象采用某些解决方案，但您应该避免直接给出建议。如果服务对象一直依赖您的建议，那么当他们完成 PM+ 疏导后，他们不太可能在将来独立管理自己的问题。

　　当您非常希望提供建议时，有一个很有用的策略就是，询问服务对象他们会对处于类似情况的密友或家人提出什么建议或说些什么。例如，一位孤僻、抑郁的服务对象可能不会去寻求社会支持，因为他们不想成为别人的负担。与其建议让他们寻求支持或指出他们的想法太过消极，不如问问他们："如果您的好朋友或家人有类似经历，您会跟他们说什么？您觉得他们是应该独自面对问题还是寻求您的帮助呢？您会觉得那是个负担吗？"这类提问可以帮助服务对象从不同角度思考自己的担忧和行为，而不需要您直接告诉他们去做一些不同的事情。

　　这项关于提供建议的规则有两种例外：

- 在推行 PM+ 时，您将建议服务对象变得更积极、寻求社会支持并练习压力管理，因为这些策略是 PM+ 疏导的一部分。

- 当您教授"问题管理"这个策略时，您的目标是帮助服务对象确定潜在解决方案对管理问题有多大帮助。在这个阶段，服务对象可能会想出一些明显没有帮助的解决方案（例如，对他们的情绪或身体健康造成问题的解决方案、有害或非法的解决方案等）。您需要协助服务对象考虑解决方案是有益的还是无益的。为了不让服务对象专注于一个没有帮助的解决方案，您可以问问他们会为处于类似情况下的好朋友或家人做什么（例如，"您会建议他们使用这个解决方案吗？"等）。如果服务对象继续专注于明显毫无帮助的解决方案（例如酗酒或做非法的事情等），您需要直接指出这些解决方案是没有帮助的。重要的是，您要给出合理的理由，说明为何您认为那些解决方案没有帮助（换句话说，您要评论这个方案会引发的问题或有害的后果），但您不应在评论中加入自己的价值观。

服务对象与助人者的关系

A. 助人者的角色

对一些人来说，与助人者会面就像是承认自己的弱点，因此，他们很难整体或部分地参与 PM+ 疏导。另一些人则可能将您视作类似于医生或传统治疗师的人，并期望能被您"修复"或"治愈"。重要的是，在整个 PM+ 疏导过程中，您要让服务对象理解他们的感觉是正常的，并向他们解释您的角色。

在 PM+ 疏导中，我们鼓励您把自己的角色比喻成老师（有关其他比喻，请参见下页）。

 教师为学生提供信息并帮助他们学习。然而，老师不能替学生考试或告诉他们如何答题，只能尽力帮助他们准备考试。上课认真听讲，取得好成绩是学生的责任。学生是最终责任人。虽然您是成年人，但我们的关系也是如此。我将教您一些重要且有用的策略，但最终您要负责实践这些策略，而我不能替您进行。您可以把您的日常生活比作学生的考试，您将对您在日常生活中应用这些策略的成效负责。不过，我会支持您，并帮助您做好充分的准备。

同样，您也可以使用适合当地的例子，向服务对象强调你们都是"专家"。您是情绪方面的专家，是觉察并减少不良情绪的专家。服务对象则是他们自己生活的专家，对此您只了解一点点。服务对象也是他们自己特定类型问题的专家，他们清楚地了解这些问题对自己生活的影响。因此，会面的目的是汇集两种类型的专长。这对建立服务对象的信心很重要，同时有助于避免服务对象误以为您的任务是"解决"问题。

解释助人者-服务对象关系的替代比喻

- 成人教育的比喻：PM+ 就像是教一个成年人一项新技能，比如使用新的农业设备或技术。教师将提供信息，以便学员使用新的设备或策略；但是教师不在场时，学员必须在自己的土地上应用新的设备或策略。

- **医学比喻**：虽然医生在为您提供治疗建议、帮您治疗身体疾病方面做了很多工作，但最终要对自己的康复负责的是患者，他们需要遵循治疗建议，这可能涉及避免特定类型的食物，服用某类药物或使用各种药膏。医生不会为病人做这些事情，但会教导他们如何最好地遵循这些建议并支持患者。PM+助人者亦是如此。您可以这样解释：“我会给您一些建议来改善您的情绪和生活状况，并将训练、支持您应用这些策略，但您要负责实践它们，并在您的日常生活中应用它们。”

- **体育教练的比喻**：教练的职责是指导并支持运动员的训练计划，但是，教练不会代替运动员参加比赛，运动员有责任遵循教练的指导和有关训练的建议，您和服务对象的关系也是如此。您的作用是把策略教授给服务对象，并指导他们在现实生活中实践策略，但服务对象最终必须在他们的日常生活中应用这些策略，而您不能代替他们这样做。

B. 不情愿参与的服务对象

有些服务对象开始时会犹豫是否要与您谈话，这可能有一系列不同的原因，例如：

- 缺乏信任

- 心理健康问题是一种忌讳

- 当地文化中心理疏导不为人所知

- 对 PM+ 实际上是什么缺乏理解或有所误解

- 对您作为助人者的角色缺乏了解

- 被家人强迫参加 PM+

- 对披露自己的过往经历感到尴尬

- 对他们现在采取的应对方法感到尴尬

- 性别问题，例如与异性谈论个人私事

- 内容涉及性禁忌

您可能会发现，随着时间的推移和本书所描述的助人技能的持续使用，许多服务对象开始放松和开放。然而，有些服务对象可能仍然不情愿或感到害羞。作为助人者，您与督导师对此进行讨论很重要。

您应该尊重这样一个事实，即服务对象在开始 PM+ 时还没有准备好完全开放自己，可能有一些未知的原因导致了这样的状况，而您可能永远也不知道这些原因。与这样的服务对象交谈可能有些困难，因为他们可能不会向您提供很多信息。您可以用温和、尊重的态度鼓励服务对象与您交谈，但您永远不应该给他们施加压力，这对于那些经历过性侵犯或可能曾遭遇暴力对待的服务对象来说尤为重要。如果他们愿意分享关于他们痛苦经历的私人信息，您应表现出愿意倾听、开放的态度，但分享与否完全由服务对象自己决定。如果服务对象拒绝进一步谈论某一话题，您必须尊重此决定。这对您与他们的关系十分重要。

例如，您可以说：

> 我可以看到，这令您感到不安或不想再谈论，我会尊重这一点。但我想让您知道，如果您想谈论这个话题，我已准备好随时聆听。

或者，您可能会发现服务对象在讨论某个特定话题时显得非常痛苦，但他们并没有说不想谈论这件事。在这种情况下，您可以告诉他们，停止谈论这个话题是可以的。有些服务对象可能认为他们必须做您建议的每件事，包括谈论敏感的和个人的话题。

例如，您可以说：

> 谈到这个话题，您似乎很难过。虽然我非常愿意倾听您的故事并帮助您，但我想让您知道，您可以决定我们谈论什么。任何时候，如果您需要停止，或者不想谈论此事的特定部分都是没问题的。

C. 身体接触

在一些文化中，进行身体接触是可接受的，例如将手放在朋友的膝盖上以示支持。而在另一些文化中，身体接触是不合适的。您要意识到并尊重这些文化差异。一般来说，我们不建议您通过身体接触或触摸服务对象来表达支持和关心，这样可以避免服务对象误解身体接触的含义或引起对方不舒服的感觉。

D. 环境设置

您应该试着找到一个私密、舒适的环境，在那里与服务对象进行会面。请给予服务对象选择会面地点的机会。如果找不到这种环境，请与服务对象商定另一种解决方案。这可能意味着，当您身处的环境不能确保私密性时，您应该避免讨论私人话题。

E. 管理你自己的痛苦

对一些人来说，聆听那些经历过许多逆境的人并与他们一起工作，可能会让人感到疲惫，甚至很痛苦。助人者因为反复聆听有关逆境的故事而受到负面情绪影响甚至被压垮的情况并不罕见。为了防止自己感到不堪重负或经历过度的痛苦感（例如压力、情绪低落、焦虑、愤怒、绝望等），您应该考虑到以下事项：

- 定期与同事和督导师沟通。

- 在与不同服务对象的会面之间安排充分的休息活动（包括
  与同事聊天、通过放慢呼吸或类似方法管理压力，或做一
  些令您愉快的活动）。

- 如果您感到痛苦，或者发现自己在做其他事时仍受到此工
  作的困扰（例如当您尝试入睡时却翻来覆去地思考某个服
  务对象的情况），那么请尽快寻求帮助（例如，与您的督导
  师沟通等）。

具有挑战性的处境

1. 性侵犯和其他密切形式的创伤经历（intimate forms of traumatic experiences）

　　帮助那些遭受性暴力或遭遇其他"密切形式的创伤经历"（例如性暴力、性虐待和严重家庭暴力）的幸存者时，您需要格外提高警觉。这有四个原因：

- 幸存者可能并不安全，这样的经历可能再次发生。

- 这些事件带来的心理影响通常是极其危险和可怕的。幸存者可能会经历创伤性压力，并可能试图避免引发相关回忆。

- 这些事件往往是隐秘的，而且是文化上的禁忌。这让幸存者很难分享自己的经历和寻求他人的支持。

- 当幸存者的遭遇被别人知道时，他们可能会面对家人或他人的歧视和排斥。

当处于其他逆境的幸存者与您分享经历后，他们通常会感到自己的遭遇获得了"认同"（换言之，您将对其所遇到的创伤性事件表示理解）。可是遭遇"密切形式创伤"的幸存者通常认为自己得不到这种"认同"，因为他们不会主动谈论此经历——他们要么被迫保持沉默，要么根本不被他人信任。更糟糕的是，当人们嘲笑发生在他们身上的事情或为此责怪他们时，他们的尊严会进一步受损。家庭或社区成员的任何拒绝都很可能导致进一步的痛苦（例如贫困）。在许多社会中，服务对象公开讨论性暴力时，情况可能变得更糟。所以，当服务对象与您分享"密切形式的创伤经历"时，他们表现出了巨大的勇气。您对此事的回应格外敏感，您的保密至关重要。

性暴力幸存者的需求是多方面的，他们可能还会面对社会、法律和身体健康问题。您应该让他们知道，关于这些其他需求，还有什么其他服务和支援。[①]

本手册不提供特定的针对创伤的心理治疗策略。相反，它为您提供了有用的一般性策略，并可由接受过简短培训的助人者安全地推行。在许多情况下，这些一般性心理策略对服务对象有很大的帮助。在有些情况下，服务对象提出的问题会超出本手册的范围，需要更专业的处理。由于这些经历涉及隐私而且可能带来污名，许多服务对象可能不会向您透露。

每当服务对象选择告诉您关于"密切形式的创伤经历"，重要的是向他们显示出您愿意以开放的态度聆听他们。正如前面提到的，这是因为服务对象往往被剥夺了让他们的故事被倾听和"认同"的机会。在许多社区，人们会错误地将他们经历的事件归咎于自

① 请参阅机构间常设委员会（2015 年），《将基于性别的暴力干预纳入人道主义行动的准则》，日内瓦：常设委员会。

己，或者对自己产生负面评价。

当服务对象谈到"密切形式的创伤经历"时，请您务必展现出真诚的关怀，并记住应用所有的基本助人技能。但应注意，请勿试图立即开始提供疏导策略，服务对象可能不会将此视为您对他们的"认同"和关怀。本手册中的策略仍然适用，重要的是您要尊重、倾听和赞扬服务对象分享经历时的勇气。其中一个方法是在聆听服务对象的分享时放慢速度，并使用本章前面提到的所有基本助人技能。当您相信服务对象已受到尊重且得到聆听，您可以慢慢地担当起更积极的帮助性角色，并应用本手册中建议的适当策略（例如"压力管理"等）。

当您认为服务对象可能曾受到性侵犯时，您该怎么办？

有时您会注意到一些信息（例如社区中的传言），并意识到您的服务对象可能遭到了性侵犯。但是，服务对象可能不会在会面中与您共享相关信息，这是一个非常具有挑战性的情景，重要的是您不要立即假设性侵犯已发生了。在这种情况下，您需要得到督导师的支持。

当您认为性侵犯可能在最近发生了，而您担心服务对象的安全时，您可能认为最好是询问服务对象。如果您选择这样做，那么以一种温和、尊重的方式进行是十分重要的。例如，您可能会这么说：

我想跟您谈谈。我不想让您感到不自在或尴尬，但我很担心您的安全，并希望确保您没事。是否要和我谈谈完全取决于您，好吗？对于谈论一些让您感到不舒服的事，请不要感到有压力。我担心最近有人违背您的意愿对您做了一些事，而类似的情况仍有再次发生的风险。这确实会发生在很多人身上，而这并不是他们的错。如果这真的发生在您身上，我绝对不会评判您。请记得，除了我的督导师外，我不会把您所遇到的事告诉任何人。如果发生了这种情况，而您觉得可以和我谈谈，我鼓励您这样做。这样我可能就能做一些事情来帮助您确保安全，或者帮助您应对如此可怕的事。

如果您认为性侵犯不是在近期发生的（如发生在多年前），那么您可能没有必要与服务对象提及此事。可是，让服务对象知道您可以在不加评判的情况下秘密地与他们谈论这些话题，可能会对他们有所帮助。如果您认为合适，在描述一个常见问题时（例如，了解逆境），或解释一个特定的策略如何发挥作用时（例如，"压力管理"策略如何应对焦虑等），在案例选择上，您可以使用一些有关性侵犯的案例，这会让服务对象知道您可以轻松地谈论这样一个困难的禁忌话题。这也可能有助于服务对象稍后向您透露被性侵犯的信息。

但是，在任何情况下，如果服务对象不愿分享其有关性侵犯的信息，您都应尊重这个决定。

2. 冲突性环境

在面临冲突的社区，许多人可能害怕安保部队、反对派武装团体、权威人士，有时还害怕社区中的其他人。在某些情况下，您可能会意识到服务对象很难相信作为助人者的您。他们可能会发现在评估中回答问题很有压力。在任何时候，您都应该尊重服务对象不向您公开或透露个人资料的决定。您也需要预估他们讲述的经历随着时间的推移会有所不同，而这并不是因为他们对您说谎。

　　与服务对象建立信任并使用基本助人技能在冲突性环境中将是非常重要的。督导师的指导对您在这些情况下的工作特别有帮助，特别是，您或许需要与督导师讨论，在这种环境下如何把 PM+ 介绍给社区和您的服务对象。

在本章节，您学到了	• 如何考虑服务对象的文化、性别和语言差异 • 有助于建立助人者－服务对象良好关系的基本助人技能 • 管理及应对困难的问题和情况

第四章

PM+ 评估

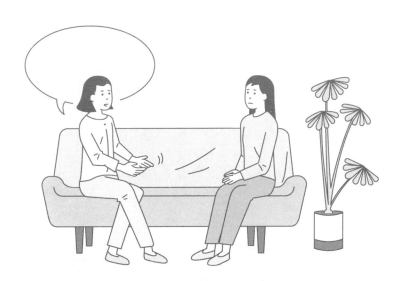

学习	会面	资料表
您会在本章节中学习什么?	本章节适用于哪次会面?	本章节与哪些资料表相关?
• 不同的评估方法 • 如何实施必要的评估 • 如何评估和回应那些计划在短期内自杀的服务对象	• PM+ 整体疏导开始前和疏导完成后,以及每次会面开始时 • 用 60 分钟进行 PM+ 推行前的评估,并用 5 分钟进行 PM+ 推行期间的评估	• 所有评估方案——包括附录 A、B、C • 自杀意念——见附录 D

何时进行评估?

PM+ 有三种评估:

• PM+ 推行前的评估:此评估在您与服务对象启动 PM+ 疏导前进行(见附录 A)

• 在每次 PM+ 会面刚开始时进行的评估:这是一项为了跟进、掌握服务对象进展的简短评估(见附录 B)

·PM+ 完成后的评估：在服务对象完成 PM+ 整体疏导后的
数周内进行（见附录 C）

您也可以在 PM+ 完成数月后安排跟进、随访，这是一个了
解服务对象所取得的进展的好机会。您可以使用附录 C 中的评估
问题指导这项后续工作，或者安排一次不那么正式的回访。

为什么需要进行评估？

PM+ 推行前的评估十分重要，这让您有机会：

·与您的服务对象会面

·聆听服务对象的故事

·确定服务对象是否适合并已准备好参与 PM+

·收集有关受助人面对的实际困难和情绪问题的具体信息，
以帮助您准备 PM+

在 PM+ 推行期间和 PM+ 完成后开展评估有助于跟进、掌握
服务对象的进展，并更好地帮助他们恢复情绪。服务对象的情况
未必会立即改善，因此每次 PM+ 会面前的评估有助于您和您的
督导师了解情况，从而决定如何更好地关心服务对象。

如何进行评估？

好的评估者常常会运用他们的基本助人技能，请确保您在进行评估时使用了第三章（《基本助人技能》）所描述的技能，同时您需要留意以下重要事项：

- 使用简单而清晰的语言。
- 确保您的说话方式适合服务对象的年龄、性别、文化和语言。
- 始终保持友善、尊重和不评判。
- 小心地回应涉及隐私和令服务对象困扰的信息（例如：性侵犯或自残）。

完成评估所遵循的步骤

1. 自我介绍

2. 向服务对象解释进行评估的原因和评估的过程

告诉他们：

- 评估是要判断 PM+ 对他们所遇到的问题是否有帮助；
- 您将请他们谈谈他们遇到的一些困难；
- 您将问他们一些具体的问题，这些问题涉及他们遇到的困难和感受；

- 评估过程只需要一个小时。

告诉服务对象，如果分享个人信息让他们感到不舒服，他们无须勉为其难地分享自己的故事：

- 我将会问您很多问题，希望您可以回答。如果我所问的一些问题令您不安，请告诉我。我明白与一个新认识的人分享自己的问题和经历是一件困难的事，所以您只需要回答让您觉得舒适的问题。

3. 告诉他们有关信息保密的事项

确保服务对象了解哪些信息将被保密，以及这些信息您将会与谁共享：

- 所有信息都是保密的，除非服务对象允许您与他人共享。

- 所有信息您都会和您的督导师分享，以确保服务对象能够获得最好的支持。

- 在进行评估或 PM+ 疏导期间，即使没有得到服务对象的同意，但如果服务对象有自杀或有伤害别人的风险，或他们讲到了有关虐待儿童的情况（例如，对儿童的忽视、身体虐待或性侵犯），您也必须通知他人，即使您的服务对象不同意。[①]

---

① 对自杀意念、自杀计划和自杀企图的适当反应将取决于该国的法律和当地的资源，您在改编 PM+ 以使其符合当地文化的阶段也需考虑这一点。如发现任何相关的个案，您都应该立即联络您的督导师。

在我们今天开始前，我希望您明白，我们会面中讨论的所有内容都会保密。未经您同意，我不得与您的家人或其他人谈论您或会面内容。

但是，我希望您能理解保密规则是有限制的。如果我非常担心您有自杀或者伤害他人的风险，我便需要与您讨论出一个计划，来保护您和其他人的安全，这通常意味着我需要和我的督导师谈谈，并努力为您提供最好的帮助。（您需要根据当地法律对以上处理方案进行调整。）这是因为我的作用就是关心您的幸福和安全。

我会定期与我的督导师讨论您的进展，这位督导师在帮助服务对象处理情绪问题方面受过专业培训，他 / 她能确保我为您提供最好的支持。

您同意上述保密安排吗？在隐私方面您还有什么疑问吗？

4. 提供有关 PM+ 的简要信息

告诉服务对象，PM+：

- 可以帮助有实际问题或情绪困扰问题的成年人；
- 是一对一的疏导（他们自己会单独与您会面）；
- 每周一次，持续五周。

确保服务对象知道 PM+ 不涉及什么：

- 服务对象将不会收到任何物品、金钱或药物。

如实告诉服务对象将从 PM+ 得到什么，以及不会得到什么。

5. 开始评估

询问 PM+ 推行前的评估中编写的所有问题，包括 PSYCH-
LOPS 的疏导前版本（见附录 A）。

会面开始前的评估

在每次 PM+ 会面开始前，您应该先完成 PM+ 推行期间的
PSYCHLOPS 评估（见附录 B）。 这是一个简短的访谈（需要
5~10 分钟），能让您了解服务对象的进度。您可以使用服务对象
在 PSYCHLOPS 评估中的反馈，来进一步讨论过去一周的情况和
他们的家庭实践。

监控自杀的计划

在每周的 PSYCHLOPS 评估中，您还将监察一些服务对象的
自杀想法，这适用于：

- 在 PM+ 推行前的评估中表达出自杀想法的服务对象；
- 情绪十分低落的服务对象（在 PM+ 推行期间的 PSYCH-
  LOPS 评估中问题 1.4 的得分为 4 或 5 分）。

通过监察服务对象的自杀意念，您可以帮助他们得到他们所需的协助。例如，对计划在短期内自杀的服务对象而言，他 / 她最需要的是确保生命安全的紧急护理。此时 PM+ 并不适合他们。因为那些在心理疏导期间试图自杀的人需要更专业的协助，PM+ 不能为他们提供足够的帮助。相反，有自杀意念但未有自杀计划的服务对象则可以通过 PM+ 得到帮助。

自杀意念的评估 [①]

在整个评估和疏导期间，您必须直接询问服务对象有关自杀的问题。您需要按照手册中的评估问题，评估服务对象是否有计划在不久的将来结束自己的生命，并做出适当的回应。

在整个疏导过程中，您需在 PM+ 推行期间的评估中监察服务对象的自杀意念，并给予适当的回应以确保他们的安全。

很多人避免直接询问有关自杀的问题，即使他们怀疑一个人

---

① 涵盖相同信息的可复印的指南也包含在附录 D 中。我们鼓励助人者将复印本带到会面中，让他们有信心对服务对象的自杀意念或自杀计划做出适当的回应。

有自杀意念。这通常是因为他们害怕谈论自杀会令原本没有自杀意念的人萌生自杀的想法，这是很常见但不正确的观念。对自杀问题保持沉默的一个令人沮丧的后果，可能是令有自杀意念而遭受痛苦的人继续处于孤独无助中。因此，作为一名助人者，能够坦然、开放地谈论自杀这个话题是非常重要的，同时，要让您的服务对象知道您对他们可能说的任何内容都不会感到震惊。最后，因为自杀是一个相当敏感的话题，所以您应放下有关自杀的个人看法，并清晰地向服务对象表达您并不会批判他们的想法、计划和之前的自杀行为，这一点相当重要，而这也可能是非常有难度的。

评估服务对象自杀意念时的指引

询问简单、直接的问题：

- 按照评估中写明的问题提问。

- 在问及有关自杀的问题时，避免使用间接的、容易被误解的词语。

- 直接的问题可以帮助服务对象感到他们不会因为有自杀想法、计划或过去曾尝试自杀而被评判。

- 有些人可能不愿意与您谈论自杀，但您可以告诉他们，对您来说，讨论这个话题对于清晰地了解他们的安全状况十分重要。

- 问及自杀问题并不会令原本没有自杀想法的人萌生自杀意念。

要回应计划在短期内自杀的服务对象时：

- 始终与您的督导师保持联系。

- 创建一个安全的、有支持性的环境。

- 如果可能，移除服务对象可能用于自残的物品。

- 不要让服务对象独处，在任何时候都要护理人员或助人者陪同。

- 如果可能，在等候时为他们提供一个安静的、单独的房间。

- 运用您的基本助人技能来处理服务对象的精神状况和情绪困扰。

评估过程中面临的挑战

以下参考对话可以帮助您在评估期间照顾需要额外关注的人。

1. 当服务对象感到害羞或不愿分享信息时

　　始终尊重服务对象是很重要的，如果他们对于分享个人信息感到紧张或不舒服，请不要给他们施加压力。

　　在评估开始时让服务对象知道他们不一定要回答您的问题，这也是有帮助的。让服务对象在会面中感受到拥有主动权，而不是觉得在他们感到不舒服时仍需被迫提供信息，这一点很重要。

您不需要回答任何令您感到不舒服的问题，您只需要和我分享您愿意分享的事。

2. 当您需要打断服务对象的话时

　　有时，当服务对象谈到了很多与评估无关的事，或当您需要得到一些更具体的信息，您需要重新引导您的服务对象。当您提示服务对象转换话题时，展现出您的友善和亲切，这一点是重要的。

　　以下对话是针对您有技巧地改变主题所提供的一项建议。

听起来您现在面对着很多困难，不过我现在最想知道的是（问下一个问题）……

有时您需要对服务对象更直接一点儿，特别是当您时间不足时。此时，您仍要传达关心和友善，这是很重要的。例如：

> 我对这个话题非常有兴趣，但我不希望超出会面时间。我还有很多问题需要问您，如果我们完成那些问题后仍有时间，我们再谈谈您的其他问题，可以吗？

在本章节，您学到了	・您将要进行的各项不同的评估 ・如何进行心理评估 ・如何监察和回应有计划在短期内自杀的服务对象

第五章

了解逆境，了解 PM+

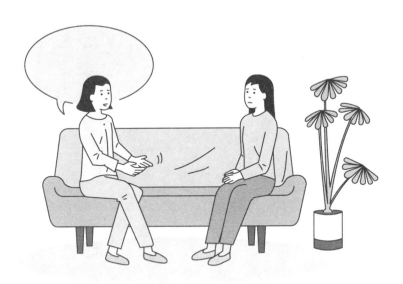

学习	会面	资料表
您会在本章节中学习什么？	本章节适用于哪次会面？	本章节与哪些资料表相关？
• 如何鼓励您的服务对象参与 PM+ • 如何为服务对象提供人们对逆境的常见反应的相关信息	• 第一次会面 • 用 20 分钟介绍"什么是 PM+?" • 用 30 分钟介绍"什么是逆境？"	• "PM+ 利弊分析"列表（第五章内附有案例）

帮助服务对象了解并参与 PM+

您需要向服务对象简要介绍 PM+ 疏导的内容以及您对他们的期待。重要的是，在这个过程中您要展现出友善，这样您就不会显得那么严格或有控制性，特别是在与服务对象讨论他们出席会面的重要性时。但是，您也要向服务对象强调参与此疏导的重要性，以及只有他们参与并充分运用会面时间，PM+ 疏导才会有效。

在 PM+ 疏导中，我们将共同学习一些策略，以帮助您克服您今天告诉我的那些您正在面对的困难。包括今天的会面，我们共有 5 次会面。每周一次，每次最长可达90 分钟。在这些会面中，我会教您不同的策略，我们也会有时间去练习它们。我也鼓励您在各次会面之间对这些策略进行练习，这样您就可以开始改善您生活中的问题，并且学习如何自助。

我将教您的策略可以帮助您减轻并管理那些最令您感到困扰的问题（请说出这些问题对服务对象来说是什么）。这些策略也可以帮助您管理实际问题，使您更积极地参与活动，减轻压力、焦虑并得到更多支持。每项策略对于和您有相似处境的人都非常有帮助。

如果您能出席未来 5 周的每次会面，这会让 PM+ 发挥出最佳效果。我理解如果您感到非常焦虑或者抑郁，或者身体不适，或者需要处理家庭或社会责任，来跟我会面会有困难。因此，我想先与您达成共识。当您出现以上情况时，请不要缺席，而是先跟我商量[1]，这样才能让您从会面中获得最大益处。我不会因为您缺席而愤怒或不快，因此我不希望您在与我讨论出席会面的困难

---

[1]　您需要根据当地具体情况来调整服务对象与您联系的方式。例如，服务对象可能无法打电话，所以您应该做出其他安排。

时感到不自在，可以吗？在出席所有会面方面您有任何困难吗？

（如果服务对象表示出席所有会面有些困难，您可以先处理这些问题，例如选择更方便的地点、时间、日期等。）

参与 PM+ 的利弊分析

请按以下列表向服务对象提出一两个问题。这将有助于他们思考参与 PM+ 的优势和挑战。这项讨论应控制在 10~15 分钟。

如果服务对象识字，您可以把他们的回答填在表上（请您在另一张纸上画出此表），并让他们保留这份完成的资料表。对于不识字的服务对象，您仍可写下他们的回答，这样您就可以保留资料表并和您的督导师讨论。在问完上述问题后，总结一下服务对象的回答，并强调他们所列举的 PM+ 会对他们有所帮助的理由。

如果服务对象仍然不确定是否参加 PM+，您可以跟服务对象进一步谈谈他们的顾虑。其中一些顾虑实际上来自不正确的观念，这比较容易处理。而对于其他服务对象而言，很明显，当下参与 PM+ 可能令他们感觉太吃力了，甚至会给他们带来额外的问题。（例如，离开孩子或者工作的时间太长，或者他们的其他社会责任太重，这时参与 PM+ 实际上可能会增加他们的压力。）

在疏导进行期间，服务对象继续参与 PM+ 的动机可能会改变。您可以随时再次使用这个表格，跟他们讨论继续参加 PM+ 的利弊。

当服务对象决定不参加 PM+ 时，他们不应该感到被评价或内疚。您应该鼓励他们在日后打算参与 PM+ 疏导时再次与您联系。仅仅因为他们第一次拒绝了，并不意味着他们以后就不能再回来了。

表 5-1　PM+ 利弊分析

愿意参与 PM+ 的理由（优势）	不愿意参与 PM+ 的理由（劣势）
很多人都从这项疏导中受益	我也明白参与这样的服务对有些人来说是个挑战
• 您认为您个人会从 PM+ 中得到什么？ • 如果您参与 PM+，您的生活会有什么改善？ • 您认为您将来能做到哪些您现在做不到的事？ 　- 家务（例如：清洁、烹饪） 　- 照顾自己（例如：起床、洗澡、更衣） 　- 令人愉快的活动（例如：朋友聚会、刺绣、饲养家禽） • 如果您的情绪问题减少了，这会给您生活的其他方面带来好处吗？ 　- 例如您的人际关系、工作、其他职责 • 如果您的情绪得到改善，您的日常生活又会是怎样的呢？	• 参与 PM+ 会给您带来什么问题？ • 如果您参与 PM+，您将不得不放弃或失去什么？ • 参与 PM+ 会减少您与家人相处的时间吗？ • 参与疏导会让您无暇顾及其他重要职责吗？ 例如： • 减少做家务的时间 • 需要照顾孩子 • 可能在做临时工 • 放弃私人时间 • 参加 PM+ 会面的路程很远

"利弊分析表"的替代用途：应对自杀意念

在 PM+ 疏导进行期间，一些服务对象可能会出现自杀意念，但尚未计划在近期实施。"利弊分析表"是一个帮助有自杀想法的服务对象思考活下去的理由的好工具。您可以以上述方法使用该列表，把重点放在引导服务对象思考活下去和不活下去的理由上。您的任务是温和地帮助服务对象找到一些继续活下去的重要理由，并帮他们察觉到，他们想自杀的原因很可能只是暂时的。（例如，导致他们有自杀意念的抑郁是可以得到改善的。）

首先，请询问服务对象认为自己自杀会带来更好结果的原因，接着讨论他继续活下去的理由。请参考以下示例问题：

- 此时此刻您活下去的动力是什么？

- 您有没有家人或朋友，您愿意为了他们活下去吗？

- 您有没有在生活中很享受去做的事情？如果有，是最近才开始喜欢的吗？还是喜好已久？

- 您一直都有这样的感觉吗？如果不是，您之前在生活中觉得比较愉悦的是什么？

- 您对自己的未来有什么期望？（帮助他们考虑解决实际问题、减轻情绪问题等。）

- 如果没有遇到目前的问题，您会不会放弃轻生的念头呢？

- PM+ 旨在帮助您更好地管理并减缓这些问题。如果您参与

PM+，并且您的问题得到了改善，这会成为您继续活下去
的理由吗？

在听到服务对象的回答后，请总结他们想活下去和不想活下
去的主要理由，并强调要活下去的理由。您可以重复之前服务对
象认为 PM+ 能够帮助他们的原因，这项建议适用于那些并未计
划在近期自杀的服务对象。如果服务对象有自杀计划，您必须联
络您的督导师，并立即采取一些行动（为服务对象创造一个安全
和支持性的环境；如果可能，移除服务对象有可能用来伤害自己
的工具；不要让服务对象独处，在任何时候都要有护理人员或工
作人员和服务对象在一起；如果可能，在服务对象等待时尽量为
他们安排一个安静和独立的房间；运用基本助人技能来照顾服务
对象的精神状况和情绪困扰）。

了解逆境

这部分会面是要让服务对象有机会了解生活在逆境中的人们
的共同反应。重点是将服务对象在面对困难和压力时的反应正常
化——也就是说，考虑到他们所处的情境，他们的反应是可以理
解的，并不表示他们快崩溃了或他们很软弱。

当向服务对象提供关于逆境的信息时，您可能希望列举一些
与服务对象的情绪或实际问题相关的案例，这些案例与对话中的

那些案例相比，与服务对象的关系更为紧密。您引用的案例可能来自此前遇到过类似问题的服务对象（请勿透露他们的名字），或者来自您对常见问题的认识，以及如何运用某种策略减轻那些问题。

💬 我想花些时间与您谈谈为什么您可能会经历我们刚才谈到的问题，以及 PM+ 这项疏导将如何帮助您管理和克服这些问题。

当人们生活在困难环境中，经历压力事件时，大多数人通常会经历一系列不同的情绪，比如强烈的恐惧、哀伤、极度的悲伤和绝望。有些人甚至形容自己根本没有感受到任何情绪或感觉麻木，或者出现您刚才提及的情绪，例如（请列举他刚才提到的主要情绪），这也很常见。

人们如此反应是有原因的。我们的身体构造可以让我们在危险的情况下存活下来。因此，当我们认为自己处于危险之中时，我们的身体就会变得非常警觉并做出反应，这是为了让我们能觉察并避免危险。这时我们的心脏会跳得很快，呼吸也会加速，我们可能会感到紧张，等等。这些反应可帮助我们在有需要时逃跑或战斗。

对许多人来说，这些问题和反应会随着时间推移而消失，但有些人的感觉会持续。这些感觉可能会影响我们的日常生活，比如做家务或工作。例如，长期严重的哀伤会导致人们将自己和家人、社区成员隔离开来。绝望的感觉会阻止一个人去完成生存所需的重要任务（如果可能的话，举例说明服务对象的问题是如何给他们的生活带来困难的），或者如您所描述的……在这样的案例中，我们可以清晰地看到，长期下去这些感觉会给人们的生活带来许多困扰。在 PM+ 中，我们会有策略来帮助您缓解这种困扰。我希望未来数周内我教给您的技能有助于您改善情绪。

所以，今天我想让您了解的第一件事就是，很多与您情况相似的人都会经历情绪困扰和实际的困难。所以，您正在经历的问题并不是您软弱的象征，您也不用为这些经历而自责。事实上，能从非常具有挑战性的经历中生存下来，这已经证明了您是多么了不起。您勇敢地与我分享您的经历，我相信这对于帮助您改善自己的生活，以及改善您的家庭生活和社区的未来都很重要。当您积极参与这项疏导后，您有可能会感觉更好，相比于现在，您能更好地融入家庭和社区生活。

在本章节，您学到了	· 如何评估或激发服务对象参与 PM+ 的动力 · "利弊分析表"的各种用途 · 如何让服务对象了解面对逆境时人们的常见反应，以及"正常化"他们的反应

第六章

压力管理

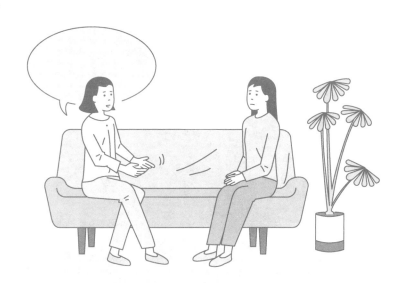

学习	会面	资料表
您会在本章节中学习什么？	本章节适用于哪次会面？	本章节与哪些资料表相关？
• 压力管理的目的 • PM+ 中的压力管理策略：放慢呼吸 • 如何向您的服务对象介绍放慢呼吸 • 如何教您的服务对象放慢呼吸	• 第一至第四次会面 • 用 20 分钟介绍这项策略 • 在第二至第四次会面结束前，用 10 分钟练习本策略	• 压力管理资料表——附录 E

背　景

　　放慢呼吸是一种基本策略，它可以帮助我们放松或者管理由压力和焦虑带来的生理问题。当我们感受到压力或焦虑时，我们自然的生理反应是呼吸加快、胸式呼吸并且呼吸得更浅。这种变化可能非常细微，我们甚至都没有留意到它。但我们可能会注意到这样的呼吸变化带来的后续影响，例如头疼、胸痛、疲倦、头晕等。经由放慢呼吸，将呼吸由胸部带到腹部，我们是在传递信息，这让大脑认为我们是放松、平静的。然后，大脑会将这个讯息传至身体其他部位，如肌肉和心脏，随后全身开始放松。相对平静和放松的状态对于服务对象十分重要，特别是在他们要做出重要决定或面临困难的时候。

请家人或朋友参与

请记得，当您介绍"压力管理"时，如果服务对象希望有值得信赖的家人或朋友在场，您应该邀请他们出席。

放慢呼吸的指导

以下对话能帮助您向服务对象解释放慢呼吸的目的。您可以在合适的地方，添加与服务对象提出的问题相关的信息（例如他们具体的身体不适，令他们非常紧张或焦虑的情况，等等）。这会让服务对象觉得指导更有意义。在服务对象专注于呼吸前，请让他们尝试稍微放松一下身体，这对于那些看起来很紧张的服务对象特别有帮助。为此，您可以请他们通过摇动手臂和腿来放松身体或肌肉，他们也可以向后转动肩膀，或将头向两边倾斜。

帮助服务对象以每分钟 10~12 次的速度呼吸最为理想。我

们会使用一个简单的计数策略来帮助服务对象放慢呼吸——吸气
3 秒，再呼气 3 秒。但如果服务对象为了达到精确的呼吸计数而
感到压力，这将对他们没有帮助。您只需要鼓励他们放慢呼吸。

很多生活在艰难、危险和压力重重的生活事件中的
人会抱怨自己被压力和焦虑压得喘不过气来。对一
些人来说，这可能表现为不断有压力性的想法充斥着他们的大
脑。其他人则可能会以一种非常生理性的方式经历压力或者焦
虑——他们可能会感到紧张，发现自己呼吸太快或心跳比正常的
快很多。如果您经历了这些感觉，您首先要知道您的身体这样反
应是安全的，这一点非常重要。实际上，您的身体就是为此而设
计的。如果您的生命真的受到了威胁，这些身体反应能让您做出
迅速的响应——换言之，您要么快速逃跑，要么反击。但不幸的
是，对您来说，这些身体感受非常不舒服，当您没有处于危及生
命的情况中时，这样反应也没有必要。这些感觉可能有点儿像弹
簧。弹簧会随着时间变得越来越紧，变得让人不舒服。我今天要
教您的策略将帮助您放松那个紧绷的"弹簧"。这可能不会立刻
见效，但持续练习会帮助"弹簧"逐渐放松，直到您感到更放松
和平静。

　　我将教您如何以一种放松身心的方式呼吸。您可能需要一些
练习才能真正感受到它的益处，因此我们会在每次会面结束前进

行练习。

这项策略专注于呼吸的原因是，当我们感到压力时，我们的呼吸通常会缩短并加快。这会导致我之前提到的许多其他不舒服的感觉，比如感觉紧张。因此，放慢呼吸能缓解紧张的感觉。

在我们开始之前，我想让您的身体更为放松，请动一动您的肩膀和腿，让它们更加松弛。请向后转动肩膀，轻轻地将头转向两侧。

现在请把您的手放在腹部。请想象您的肚子里有一个气球，当您吸气时，您会把"气球"吹起来，这样您的腹部会膨隆。当您呼气时，空气会从"气球"中呼出，这样您的腹部会变平。请先看我示范。我会先呼气，把我腹中所有的空气呼出。（请示范腹式呼吸，试着夸大腹部的起伏，重复示范至少5次。）

好的，现在请您试着和我一起练习腹式呼吸。请记住，我们从呼气开始，先把所有空气呼出，然后再吸气。如果可以的话，请试着用鼻子吸气，用嘴呼气。（请与服务对象一起练习至少两分钟。）

很好！现在第二步是放慢您呼吸的速度。我们要用3秒钟吸气，3秒钟呼气，我来帮您数着。好，吸气，1、2、3。呼气，1、2、3。您注意到我数得多慢了吗？（重复大约两分钟。）

非常好！现在当您自己练习时，不用太在意是否恰好保持了3秒，您只需要尽您最大努力减缓呼吸。记住，当您有压力时，您会呼吸得很快。

好，接下来几分钟请您自己尝试练习。

请允许服务对象自己尝试练习放慢呼吸至少两分钟。您可以试着为他们的吸气和呼气计数，从而判断他们是否做得太快了。然后，请花一些时间了解他们有没有什么困难。

 好的，您自己的尝试怎么样呢？试着用更慢的节律呼吸困难吗？

请鼓励服务对象定期练习这个策略，并在感到焦虑或有压力时应用这个策略。您将会以"压力管理"结束每次会面。但如果您留意到您的服务对象在会面中表现出紧张或焦虑，此时您可以询问他们是否感到焦虑或压力，以及了解是否需要暂停对话并一起进行压力管理练习。请询问服务对象他们是想自行练习还是希望由您带领他们进行练习（例如，协助他们为呼气和吸气计数）。

请把"压力管理"资料表（附录E）给予您的服务对象，以提醒他们在每次会面之间练习这项策略。

练习放慢呼吸时所遇到的困难

服务对象在尝试自己练习放慢呼吸时可能会遇到不同的问题。

下面是他们可能会遇到的常见问题列表。您需要经常与您的督导

师讨论如何处理服务对象在练习各种策略时遇到的问题。

表 6–1　放慢呼吸练习的常见问题

问题	解决办法
服务对象对于正确地呼吸过于担心（例如想尽力保持3秒呼3秒吸，或保持腹式呼吸）	• 鼓励服务对象不要过于担心是否已严格遵循相关说明 • 帮助他们理解这一练习的主要目的只是以最适合自己的方法放慢呼吸，这意味着他们不一定必须做到3秒呼和3秒吸，或腹式呼吸 • 一旦他们掌握了如何放慢呼吸节奏，他们就可以尝试计数或腹式呼吸
服务对象处于极大的焦虑或压力中时，他们无法放慢呼吸	• 让服务对象知道，马上做到对于任何人甚至是助人者来说，都是很困难的 • 花点儿时间帮助服务对象识别出他们感到焦虑或压力的早期迹象，这样他们就可以更早开始放慢呼吸 • 如果这对他们来说太难，请帮助他们安排一天里的特定时段来练习放慢呼吸，以使他们学会在变得过于焦虑前运用这个方法
过分专注于呼吸，反而会令服务对象加快呼吸速度，感到更焦虑	• 帮助他们专注于时钟的秒针跳动（或是歌曲中的音乐节拍），跟着时钟的计数节奏呼吸，而不是只专注于呼吸
他们也可能会有轻微的头晕眼花的感觉，或觉得自己正在失去控制	• 提醒他们这些感觉是安全的，他们并没有失去控制 • 鼓励他们专注地呼出空气（只是呼气），然后让吸气自然地发生（或自行发生） • 然后他们可以重新关注整个呼吸过程（吸气和呼气）

在本章节，您学到了	• "压力管理"策略的重要性 • 谁将受益于这个策略 • 如何为服务对象提供有关放慢呼吸的信息 • 如何教导服务对象进行"压力管理"

第七章

问题管理

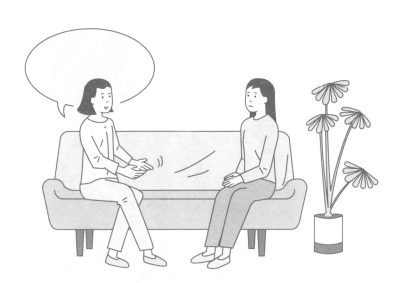

学习	会面	资料表
您会在本章节中学习什么？	本章节适用于哪次会面？	本章节与哪些资料表相关？
· 这项策略适用于什么类型的问题 · 问题管理有哪些步骤？附有案例 · 处理困难情况（例如，服务对象提出无效解决方案，或服务对象感到绝望，等等），并避免向服务对象提供建议	· 第二至第四次会面 · 在第二次会面中用 70 分钟介绍这项策略 · 在此后的会面中用 20~35 分钟进行回顾（具体的时间安排参见流程图）	· 问题管理资料表——附录 E · 活动日程表——附录 E

背 景

逆境会降低人们对实际问题的应对能力。在处理问题时，他们可能会感到无助或缺乏信心，他们的焦虑或哀伤也可能影响他们有效地处理问题。"问题管理"是一种结构性策略，旨在提高服务对象管理和解决实际问题的能力。在第二次会面中，您将会用大约 70 分钟来引导服务对象使用这个策略，并将此策略应用于他们所选择的问题（通常是给他们造成最大困扰的问题）。

问题管理的步骤

问题管理遵循几个步骤，下面将详细说明。在会面中协助处理问题时，您需要详细地向服务对象解释每一个步骤。向服务对象出示问题管理资料表会有助于讨论。

1. 列出问题

在 PSYCHLOPS 评估中，您将会请服务对象讲出两个困扰。"问题管理"的第一步包括审视这些困扰，询问服务对象是否有其他困扰，并将问题归类为可以解决的、不能解决的和不重要的。[①] 您首先与服务对象讨论哪些问题是重要的，且可以解决的，换言之，服务对象是否可以对这个问题（哪怕只是其中一部分）有所控制或影响。如果您的服务对象感到非常绝望，他们可能会认为

---

① 资料来源：Bowman, D., Scogin, F. & Lyrene, B. 自查疗法与认知阅读疗法治疗轻中度抑郁症的疗效观察［J］. 心理治疗研究，1995（5）：131–140 页。

他们的问题都无法解决，所以您可能必须告诉他们为什么您认为这些问题事实上是可以解决的。

　　不能解决的问题是指那些您无法改变的、没有任何影响或控制力的问题，例如，生活在贫民窟。但有时候这些无法解决的问题中的一些部分是可以改变的，这通常与服务对象对这个问题的看法有关。例如，癌症患者可能无法改变他们的疾病，但他们或许可以做些事来减缓疼痛，或改善与获得医疗救治相关的问题。作为助人者，您需要与服务对象一起探讨该问题中是否有什么部分是可以改变或施加影响的。

　　最后，您应该列举服务对象可能认为不重要的问题，告诉您的服务对象"问题管理"策略能够帮助他们解决或改变那些可解决的问题。

2. 选择一个问题

　　"问题管理"的第二步是选择服务对象想要关注的问题，该问题并不一定与评估中提到的问题相同。我们建议服务对象先选择一个比较简单的问题，使他们有机会尽早体验到 PM+ 疏导的成果。但在疏导期间，您应该尝试协助服务对象处理一些更大或更难的问题。这是因为如果没有您的协助，正确地使用"问题管理"策略对于他们来说更有挑战性。但是，与其他决策一样，由

于选择处理更困难的问题未必适合一些非常绝望的服务对象，您
应该与督导师就此进行讨论。

3. 界定问题

下一步，您将帮助服务对象尽可能具体地界定他们的问题。
作为一位助人者，您的任务是确定问题中的哪些部分是切实可行
并适合用"问题管理"的策略来处理的。被界定的问题还应包含
可以被影响或被控制的元素。服务对象可能提出"觉得自己毫无
价值"是一个他 / 她想要改变的问题，但这个问题太大也太模糊。
您需要帮助服务对象将这一问题变得更具体和更切实，为此，您
可能会问以下一些问题（这些问题也可以和其他案例一起使用）。

- 这个问题是什么时候开始的？它会在什么情况下发生？
- 这个问题看起来是什么样的？如果这个问题发生时，我正
  观察着您，我会看到些什么呢？您会是什么样的？您会做
  什么或不做什么？
- 如果您不曾经历这个问题，您的生活（例如日常生活）会
  有何不同呢？

界定问题对于助人者来说可能是最具挑战性的步骤。界定问
题是一个需要好好完成的重要步骤，它将会影响您如何教授接下
来的策略。因此，我们鼓励您在第一与第二次会面之间做好准备，

计划如何帮助服务对象界定在评估中发现的一些问题，而督导期间的讨论可能会很有用。

4. 头脑风暴（Brainstorm）

一旦问题被界定，您就应该鼓励服务对象进行头脑风暴或想出尽可能多的解决方法、建议，尽可能地解决或改变问题或其中的部分问题。如果可能，请把这些解决方案写在一张纸上，这样您就可以记住它们。这将有助于您进行第五步。请考虑可行的解决方案还可能包括服务对象现有的优势、资源或支持。

这并不等同于提供建议

许多服务对象在通过头脑风暴获得问题解决方案时都需要一些帮助，特别是在他们感到非常绝望时。这时候您会很想告诉服务对象不同的解决方案，特别是当您因为他们速度很慢而感到不耐烦时。但 PM+ 就像一个训练项目，重要的是，您需要通过提出一般性的想法来指导服务对象，以帮助他们想出更具体的解决方案。例如，对于因为生活中的禁忌问题（例如性侵犯）而感到巨大压力的服务对象来说，您可以鼓励他们与一些信任的人分享。头脑风暴是我们鼓励的首选方案，而不是告诉服务对象与特定的人（例如他们的母亲）谈论该问题。这样做的目的是帮助服务对象提出自己的解决方案。

留意个人价值观

此时您需要留意避免自己的个人价值观对服务对象产生干扰。例如，您的服务对象正在想办法解决问题，但这些方案涉及的价值观您可能并不认同（例如，您的服务对象打算与某些宗教领袖交谈，为完成工作任务而作弊，拒绝帮助别人），或者您想提出的解决方案符合的价值体系是您自己的而不是服务对象的。非常重要的是，在 PM+ 疏导期间，您需要放下自己的个人价值观，帮助服务对象做出基于他们的个人价值观和信仰的决定，这一点对所有助人者来说都是很困难的。但是，尊重服务对象，以及不要否定他们的价值观对您来说是最为重要的。

能处理整个问题的解决方案

在这个阶段，同样重要的是，服务对象不要只顾想出能把问题完全处理好的方案，这通常是许多服务对象在试图自己处理问题时陷入困境的地方。这个阶段的主要目的是想出各种方案，不论该方案是否能够全面或者部分地解决问题。您甚至可以通过运用幽默和提出些愚笨的建议来说明这一点。此外，如服务对象正在判断方法的有效性或者拒绝任何解决方案，请务必提醒他们在这一阶段，他们只需要尽可能多地想出解决方案，而不需评估这些方法是否有效。

绝望的感觉

那些感到抑郁或非常绝望的服务对象在思考解决方案来改变他们的问题时可能会面临很多困难。这是因为他们经常认为事情不会有改善，并会对自己改变现状的能力有很多怀疑。您可以用一些问题来鼓励他们回答，包括：

- 让他们想出一些对一位正面对类似的处境但并未感到抑郁的朋友可能有用的方法。
- 询问他们过去尝试过什么（不论是否有效）。
- 给予一些宽泛或较抽象的意见，例如："有些人发现，跟别人交流会有所帮助。这听起来像是一个您可以使用的解决方案吗？您能与谁交流？您可以找谁倾诉？您能说些什么或问些什么，来帮助您解决问题呢？"

5. 选择和确定有帮助的方案

您和服务对象首先应把所有可能的解决方案罗列出来，然后您就可以协助他们评估或者判断每个解决方案。您会协助服务对象只选择那些对于影响或者管理问题有所助益的策略。

短期和长期的后果

在评估解决方案时，考虑不同决策的短期和长期后果可能会有所帮助。例如，选择通过酗酒来处理心爱之人离世的痛苦回忆，短期来说可能有助于服务对象改善情绪，然而，这是一种无益的长期解决方案，因为它可能引起其他问题。所以对服务对象来说，这不是一个好的解决方案。

无效的方案

当服务对象选择了一个明显没有帮助的解决方案时，您可以更直接一些。一个无益的解决方案可能会给他们的身心健康，他们的朋友、家人、工作或社会生活带来重大问题。

让我们再次使用前面那个通过酗酒来减轻哀伤之人的例子。短期内，这可能是有效的，但长期酗酒可能会给服务对象的身心健康造成更多的困难（例如酒精令人长期抑郁、导致肝和肾的问题等）。这可能令他们的家人或朋友感到沮丧，并影响他们的工作能力（例如酗酒让他们无法上班，宿醉让他们无法集中精力工作）。其他无益的方案还包括身体攻击、吸毒或从事违法或危险的活动。

可行的解决方案

您应该帮助服务对象考虑每个解决方案的可行性。如果一个解决方案可能非常有效，但服务对象因为缺乏资源而无法执行，这将不是一个好的解决方案。

例如，一位服务对象认为失业是他的主要问题，助人者可以和他一起思考此问题的针对性解决方案。在讨论中，服务对象提到他最近获得了一份薪水不错的工作。虽然这看来是一个很好的解决方案，但经过进一步讨论，服务对象意识到这份工作实际上是非常危险的——他将不得不在城市中一个非常危险的地区夜间工作。

因为他刚成家，他决定不去冒着生命危险做这份工作，因此他认为这份工作对于解决他的问题并无帮助。但是，助人者和服务对象决定，他可以和经理谈谈，询问是否可以在不那么危险的地区从事别的工作。

随后，服务对象将会为他们的问题选择最佳的解决方案（可能是单一方案或者组合方案）。

6. 行动计划

最后，花足够的时间帮助服务对象拟订一个行动计划来实施他们所选择的解决方案是非常重要的。这包括：

- 将解决方案化整为零。（例如，寻找工作时的行动可包括搜集职位空缺的资料、了解不同职位的要求或为某些工作更新推荐信等。）

- 协助服务对象选择特定日期和时间来执行每项任务，也将
  帮助他们成功地完成这些步骤。您可以使用日程表（见附
  录 E）来记录服务对象完成每个行动步骤的日期。

- 建议服务对象设置一些提示来提醒自己完成所需的任务。
  （例如，利用手机的提醒功能，使任务安排与社区活动或用
  餐时间一致，或让朋友或家人提醒他们，这些都是帮助服
  务对象完成任务的好方法。）

如果该解决方案涉及与他人交谈，而服务对象对此缺乏信心，
您可以通过角色扮演（或练习）进行这种互动。如果他们的计划
涉及要求某事或与某人交谈，这可能是帮助他们练习他们会说的
话的好方法，这可以提升他们的信心和执行计划的可能性。

7. 回　顾

在下次会面中，您需要用很大一部分时间来回顾计划任务的
完成进度。通过讨论和管理他们在执行计划时遇到的困难，服务
对象可在接下来一周尝试再次执行所需的任务。如果服务对象已
经完成了计划，您可以与他们讨论需要执行哪些后续步骤以继续
问题管理。

回顾对于增强服务对象的自信心很重要，这也能向他们传递

您认为完成这些任务非常重要，而且您很关心他们能否完成这些任务。这有助于和服务对象建立关系，并让他们在自己的时间里努力地实践 PM+ 的策略。

问题管理的步骤概述

步骤	描述
1. 列出问题	• 列出可解决（可影响或更改）和不可解决（不能影响或更改）的问题
2. 选择一个问题	• 首先选择一个比较容易（可解决）的问题
3. 界定问题	• 选择问题中具有实际意义并且可以在一定程度上受到控制或影响的要素 • 对问题的解释尽可能具体和简短 • 尽量不要包含多个问题 • 如果一个问题包括很多部分，请将其分解并分别处理每个部分
4. 头脑风暴（Brainstorm）	• 首先鼓励服务对象尽量想出问题可能的解决方案，越多越好。在这个阶段，不必担心方法是好是坏 • 请服务对象思考自己能做些什么，也想想谁能帮助他们管理部分问题 • 考虑现有的个人优势、资源或支持 • 尝试鼓励服务对象想出解决方案，而不是直接给出解决方案（如果您想给建议，请记住先询问他们会对朋友说些什么）

（续表）

步骤	描述
5. 选择和确定有帮助的方案	• 从潜在的解决方案列表中，选出最有利于处理问题的方案 • 有帮助的方案不会给服务对象或他人带来什么坏处 • 有帮助的方案需要有可操作性。例如，服务对象需要具有足够的资金、其他资源或能力来实施该方案 • 您可以选择多个解决方案
6. 行动计划	• 制订一份关于服务对象将如何以及在何时实施解决方案的详细计划 • 帮助他们选定执行计划的日期和时间 • 如果有多个解决办案，请帮助他们选出最先尝试的方案 • 讨论他们执行计划所需的资源（例如金钱、交通、他人的协助等） • 建议使用辅助工具，以提醒服务对象执行计划（备注、日程表、计划活动以配合用餐或其他常规活动）
7. 回顾	• 此步骤在服务对象尝试执行计划后的下一次会面中进行 • 讨论他们做了什么，以及这对最初的问题有什么影响 • 讨论他们在执行该计划时遇到的困难 • 考虑到他们上周完成计划的进度，讨论并计划他们下周可以做些什么以继续影响和管理问题

介绍问题管理

今天我们将会从您说到的最让您担心的问题开始。

（说出该问题，并与服务对象核对是否仍想要先处理这个问题。）我们处理任何问题的出发点都是确定它的哪些部分是切实可行的。（您可能需要在第一时间告诉服务对象哪些部分是切实可行的。）

我今天要教您的策略能够帮助您解决问题中切实可行的部分，这个策略被称为"问题管理"。我们的目标是看看您可以解决或者影响问题的哪些部分。您可能并不总是能解决整个问题，但您可能会在一定程度上影响它，或改变您对问题的反应方式，这有助于减少负面情绪。（指出服务对象的负面情绪。）

请与服务对象一起阅读"问题管理"的每个步骤，确保清楚地解释每一个步骤的目的。（请使用附录 E 中的"问题管理"资料表来帮助您。）

例如，您可以用以下对话来介绍第四个步骤——头脑风暴（Brainstorm）：

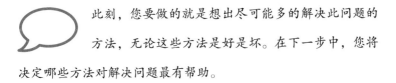

此刻，您要做的就是想出尽可能多的解决此问题的方法，无论这些方法是好是坏。在下一步中，您将决定哪些方法对解决问题最有帮助。

持续的逆境或威胁

您的许多服务对象可能正在经历持续的逆境，甚至威胁性情况，而这些可能会影响他们解决或管理问题的能力。这可能是因为他们执行特定的解决方案（甚至采用其他策略）是不安全的。在任何时候您都需要考虑这一点，并讨论尽可能确保服务对象安全的方法，同时也要帮助服务对象找出问题管理的方法。您和服务对象可能需要承认，在他们目前的情况下（例如他们身处贫困、冲突的地区等），有些特定的问题是无法"解决"的。

对于您来说，不断留意有关服务对象实际风险的信息也是很重要的。所有情况都可能涉及一些风险，然而服务对象可能高估了可能的风险。如果您不确定某项活动的风险概率是否很高，则应该先咨询您的督导师。

案例

　　洛玛是一位 34 岁的女士，她说她的主要困难是与丈夫的关系。她告诉 PM+ 助人者她的丈夫最近失业了，从那时起他就压力很大而且愤怒。这给他们的关系带来了很大压力。洛玛对于这种情况感到非常绝望，他们几乎每天都吵架。这也影响了她的情绪——她说大多数日子里她都非常难过，去做之前常做之事也有很多困难。尤其是她最近没有和朋友们见面，这一方面是因为她对此没有兴趣，另一方面是因为她对自己遇到的问题感到尴尬。

　　洛玛与助人者讨论了她在评估中列出的所有问题，并确定与丈夫吵架是最重要的并且最有可能解决的问题。他们决定选出这个问题，因为这个问题给她造成了很多困扰，而她并没有一个更容易的问题想要处理。洛玛认为重要但无法解决的问题包括她的丈夫找到一份新工作，让她的丈夫不再感到愤怒和压力。她认为她的任何问题都是重要的，所以把不重要的问题那一栏空出来了。

　　洛玛与助人者一起实施了"问题管理"策略，尽管

> 一开始她很难进行头脑风暴以获得可能的解决方案，但两人还是合作完成了——请参见以下已完成的问题管理资料表。

✔可解决的问题	✘不可解决的问题
减少与丈夫的争吵，改善我的情绪	帮助丈夫找到工作，从而减少他的愤怒
选出一个可以解决的问题	我与丈夫每天都吵架
界定问题	我希望减少我与丈夫争吵的次数，因为现在我们每天都争吵
管理这个问题可能的方法（如何解决或减轻这个问题？）	• 什么也不做——等我的丈夫找到工作，然后看看情况是否会改善 • 建议我的丈夫向长辈寻求协助 • 建议我的丈夫尝试更加努力地找工作 • 我可以找到一种赚钱的方法 • 与我的朋友们讨论这个问题——寻求他们的建议 • 寻求我母亲的建议 • 告诉我的丈夫我不快乐 • 离开我的丈夫
选择和确定有用的方案	• 与我的朋友们谈谈这个问题。和安妮（一位可信赖的朋友）谈谈这个问题。安妮和她丈夫也曾遇到类似的问题，更有可能了解情况 • 询问我母亲的建议，只是简单地提及问题，并问她会怎么处理 • 告诉我的丈夫我不开心

（续表）

✔可解决的问题	✘不可解决的问题
减少与丈夫的争吵，改善我的情绪	帮助丈夫找到工作，从而减少他的愤怒
计划 （如何实践您所选择的解决方法？）	星期二：早上十点，送孩子上学后，与安妮见面，谈谈与配偶争吵的问题 星期四：与母亲见面时提及我和丈夫的问题，问问她在我的这种情况下会如何处理 星期六早上：丈夫会在家，我会告诉他我们之间的多次争吵让我非常不高兴，等待他的回应
回顾 （在行动计划完成后）	

　　洛玛写了一些笔记以提醒自己在下周完成她的计划。在下次会面时，她已完成了她的任务。以下是列表的最后一行，记录了她的复盘。

回顾 （在行动计划完成后）	• 安妮非常有支持性。尽管她没有什么新建议，向她倾诉却很有帮助。后来我感觉好多了，心情也有些好转。我们也谈了其他话题，这让我从持续的悲伤中得以休整一下 • 母亲说我需要与丈夫谈谈这个问题，但要理解他的挫败感，不要因为他失去工作而责怪他。她帮我练习如何与丈夫交谈，所以我更有信心了 • 当晚我与丈夫交谈，因为我对接近他有了信心。他同意我的看法，但我们仍不确定该怎么办 • 本周我们仍有两次大的争吵，但这比之前少了，而且由于之前曾有交谈，我们能较好地在事后讨论问题

　　在这个例子中，洛玛没有完全解决她的问题（与丈夫吵架），

然而，她在一定程度上减轻了该问题。她的行动确实对这个问题的后果产生了影响，例如，争吵对她的情绪产生了影响，而她通过与一位可信赖的朋友交谈改善了情绪。在同一次会面中，助人者运用这些信息去强调"采取行动，持之以恒"的基本原理（见第八章），这给洛玛重新参加之前停止的活动带来了很大帮助，并进一步改善了她的情绪。

在同一次会面中，洛玛和助人者也讨论了她如何继续与丈夫解决这个问题。他们回顾了之前头脑风暴列出的潜在解决方法，看看其中是否有些对接下来一周的尝试有所帮助。他们也头脑风暴列出了一些可能有用的新的解决方法。（换句话说，他们再次从步骤3开始，重新走了一遍"问题管理"流程。）

在接下来的一周，洛玛决定和丈夫更多地讨论这些争吵。她觉得如果能和她的丈夫一起练习"问题管理"的策略，将会是个好办法。具体而言，他们可以尝试一起头脑风暴，想出对于他们过分争吵这一问题所有可能的解决方案。这样他们就分担了这个问题，而不是让洛玛尝试独自面对。

在本章节，您学到了	• 这个策略适合什么类型的问题
	• "问题管理"的步骤
	• 如何向服务对象介绍"问题管理"
	• 如何应对由此策略带来的特殊困难

第八章

采取行动，持之以恒

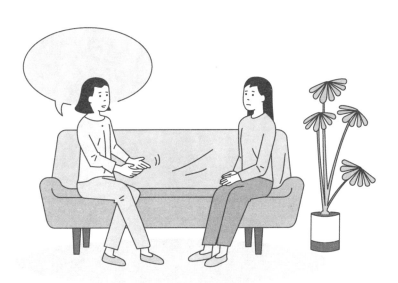

学习	会面	资料表
您会在本章节中学习什么？	本章节适用于哪次会面？	本章节与哪些资料表相关？
• 这个策略适用于什么类型的问题 • 如何介绍"采取行动，持之以恒" • 鼓励服务对象参与的活动的例子	• 第三次及第四次会面 • 在第三次会面中用 35 分钟介绍这个策略 • 在第四次会面中用 20 分钟回顾本策略	• "采取行动，持之以恒"资料表——附录 E • 活动日程表——附录 E

背　景

身处逆境，很多人会出现抑郁的症状。对不同的人来说，其症状看起来可能有所不同，但抑郁症状通常包括容易感到疲劳、绝望、持续的情绪低落、缺乏动力，或对通常给人带来乐趣的活动缺乏兴趣。此外，人们通常有身体方面的不适，例如疼痛。随着时间推移，很多人会回避日常活动。这在经历过创伤性事件或因丧亲、失业或失去有意义的重要之物而哀伤的人群中很常见。

人们经常会停止或减少的活动包括：

• 愉快的活动，如他们过去觉得享受的活动

• 社交活动

• 日常生活中的基本活动

　　- 家务（如清洁、整理房屋、购买和准备食物、做饭、照顾孩子）

　　- 工作职责（如减少工作量，在极端情况下不再定期工作或根本不工作）

　　- 照顾自己（如起床、更衣、定时洗漱和按时吃饭）

随着时间推移，他们会陷入一个不参与活动和情绪低落的恶性循环。这是因为情绪低落的服务对象通常会说："当我想要做（某事）的时候，我就会做。"不幸的是，退出这些活动只会导致情绪继续保持低落。一个人情绪越低落，便越难重新开始做事。

"采取行动，持之以恒"旨在打破这种循环，不论情绪如何，都应通过鼓励服务对象重新参与愉快的、以任务为导向的活动来改善他们的情绪。[①] 您需要与服务对象沟通，让他们了解到，他

---

① "采取行动，持之以恒"也被称为"行为激活"，我们一般指的是提升整体活动水平，包括运动。

们必须"先行动起来，动力和正面的感觉才会随之而来"，而不是等到有动力才开始一项活动。

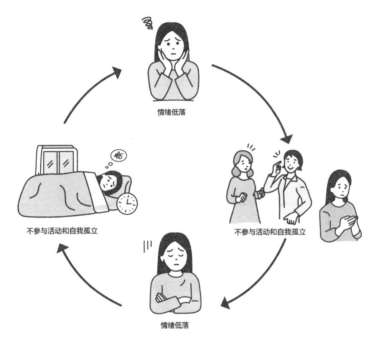

图 8-1 "采取行动，持之以恒"：不参与活动的恶性循环

因为服务对象可能会觉得自己无法参与或缺乏动力参与活动，所以为服务对象设立非常小的目标是很重要的。在本策略中，即使只是成功地完成一小部分任务，也会确实有助于改善服务对象的情绪，增强其成就感和信心。重要的是尽可能订立一些能够成功的任务。选择简单的任务，并将它们分解为小步骤是一个能够确保成功的方法。

案例

　　一位服务对象不再参与他之前喜欢的社区活动——
这项活动在晚上举行，每周三次。助人者提议他先从尝
试与朋友一起出席一次活动开始，实际上并非参与其中
（只是观看）。然后，服务对象可以一步步来，逐渐增加
每周参与活动的次数和参与程度。

　　在更严重的欠缺活动和抑郁的服务个案中，您可能需要将任
务分解成非常小的步骤。许多服务对象发现，开始这项任务是最
困难的部分。不过，一旦任务开始，他们就可以继续进行任务，
并可能完成比原计划更多的任务。因此，向服务对象提出一个简
单易行的首要任务可能会帮助他们开始。

案例

　　一位服务对象决定在接下来的一周里洗衣服。她感

到非常疲倦和悲伤，觉得这个任务太大了，结果她什么
也没有洗。助人者提议将任务分解为更小的步骤——某
一天收集所有需要洗的脏衣服，而另一天则把衣服一堆
一堆地进行分类，然后从选择其中一堆开始，以每天洗
一件衣服为目标。

当服务对象的动力不足或情绪特别低落时，订立一个时间表，
或者安排他们在每天的特定时间进行活动可能会有所帮助。请帮
助服务对象选择一个他们最不容易分心的时间和日期，以及他们
最少感到疲倦或绝望的时间（例如孩子们上学后的早晨）。使用
日程表（见附录 E）记录这些信息，以便服务对象带回家。使用
其他提醒也可能有帮助——例如在他们的手机上设置提示，将任
务与社区活动或用餐时间相匹配，或者让朋友或家人提醒他们，
这些都是帮助服务对象完成任务的好方法。

向服务对象解释"采取行动，持之以恒"

像您介绍过的所有策略一样，重要的是您需要解释"采取行
动，持之以恒"对情绪健康是有效的、至关重要的。如果服务对

象过去曾经尝试增加活动量但失败了，向他们好好解释"采取行动，持之以恒"就更为重要。您可能需要一些时间才能说服他们再次尝试。服务对象遇到失败，通常是因为设立的目标太过于急进而难以完成。因此，当您向服务对象解释这项策略时，即使服务对象对这项策略缺乏信心，友善地沟通并对他们的担忧表达理解也是十分重要的。您可以考虑向服务对象强调，尝试变得更积极并不会带来任何损失。

邀请家人或朋友参与

请记住，如果服务对象希望在您介绍"采取行动，持之以恒"时，身边有值得信任的家人或朋友在场，那么您应该邀请他们参与。这可能对服务对象有所帮助，特别是当其朋友或家人能帮助服务对象参与他们的任务和活动时。

1. 介绍不参与活动的恶性循环

在介绍"采取行动，持之以恒"背后的理念时，请确保将一般信息和服务对象的具体问题联系起来。特别是，谈谈您如何看待服务对象的问题导致他们目前回避参与活动。另外，在介绍不参与活动的恶性循环时，请向服务对象提供"采取行动，持之以恒"资料表（见附录 E）。

以下是一份标准介绍。您可能想要添加一些与服务对象有关的资料，或者您可能希望在介绍后提供更具体的信息（例如"从您告诉我的事中我留意到，您目前已停止做……"）。这取决于哪种方法让您觉得最自在和自信。

对于处于困境、丧失和生活压力事件中的人来说，经历情绪变化并容易感到疲倦是很普遍的。随着时间推移，如果情绪没有改善，他们通常会开始感到缺乏能量和动力去做他们过去很容易做到的事。他们也可能开始发现自己不再喜欢曾经给他们带来快乐的活动。这可能会形成一个恶性循环，一个人的情绪越低落，他越有可能回避参与活动，从而导致情绪进一步低落等。（为服务对象画出图 8-1 所示的循环。）

我们把这个循环称为"不参与活动的恶性循环"。不幸的是，这个循环会让您陷入情绪低落或哀伤中。人们通常会想："当我感觉有所好转，我就会再开始做事。"或许他们认为，精力充沛的感觉会使人变得行动积极，但实际上，只有积极活动才会让人感觉精力充沛。很多人在开始活动之前都不会感觉好转。要打破这个循环，您需要重新开始进行一些活动，即使您可能不喜欢。请记住，许多人只有在开始活动后才会感觉好起来。

对许多人来说，开始行动是最为困难的。但是，我可以向您保证，很多人发现，一旦开始活动，他们就会更容易继续做下去。[①]

案例

有一位服务对象对社区内的失业、贫穷和暴力事件高发感到极度绝望，这使得他的家人外出很不安全。他时常在会面中说："生活永远不会改善，我无法改变这一切，因为我不能改变任何事情，我的孩子将在贫穷中长大。"他已经开始明显地疏离他的家庭，因为他觉得自己毫无价值，并对自己不能给家人提供更好的生活而深感内疚。

助人者对他说：

这种情况对您和家人来说都很困难，我认为这是可以理解的。在某种程度上，您会感到绝望，并对它可能会影响到您的孩子感到不安，但我也能看到这些感觉是

---

① 在某些情况下，您可以添加一个例子，说明汽车有时需要推一下才能启动，从而使汽车电池重新工作。

如何让您陷入困境的，因为它们非常强烈。尽管您无法改变整个社区的贫穷和暴力问题，但您可以通过做一些小事来改善您的处境或情绪。这样，当情况发生变化时，您会因为感觉比较积极而采取行动。例如，现在采取一小步行动，当机会来临时，找到谋生的方法便会更容易。当您感到绝望和毫无价值时，把握这种机会是很难做到的。

这种绝望和毫无价值的感觉对于生活在像您这样的处境中的人来说是很普遍的。因为感到消极和疲惫，人们从日常活动中退缩也是很常见的，例如不再和家人一起做些有趣的事情。但长期下去，这会形成不参与活动的恶性循环，并会令您的心情变得更糟，以致您感到抑郁或完全无法对实际问题采取积极的行动。我现在想与您讨论一个策略，这个策略旨在再次提升您的活动程度，以改善您的情绪和疲倦感。您还有可能发现，您一旦开始使用这项策略，就能更好地面对这些困难的实际问题。

2. 确定服务对象可开始重新参与的活动

在这个步骤，您可以使用第 116 页活动框中的示例。请用少量时间找出至少一项令人愉快的活动（前三个活动框中的任何活动）和至少一个任务（最后两个活动框中的任何任务）。令人愉快的活动可能是服务对象从前经常做但现在已停止进行的、令人愉快的活动（例如与孩子玩耍）。日常生活的基本任务则包括缴付账单、购买食物、清洁、用餐等。在能给服务对象带来愉悦感的活动和能提高服务对象成就感的活动这两者间保持平衡，对于改善情绪很有帮助。请注意保持这个平衡。换句话说，尽量避免让服务对象只参与令人愉快的活动，除非他们能毫无困难地完成日常生活的基本任务。

许多服务对象对于选择重新参与的活动可能有自己的想法。这些活动可能曾让他们愉悦或平静，能帮助他们舒缓痛苦或使他们获得成就感。但是，如果服务对象在确定活动时需要一些帮助，您可以为他们提供后文活动框中的例子，或其他您认为适合他们的活动。

由您和服务对象共同决定他们在一周内能够应付多少活动。但您需要尽力确保服务对象获得一些成功，以增加他们的信心。如果服务对象不能同时进行两项活动，那么请选择一项（令人愉快的或以任务为导向的）将为他们带来最大改变的活动。如服务对象真的希望再次定期参与某些活动，这项活动可以由他们自己决定。另外，如果重新进行某项活动对于改善服务对象的情绪或其他实际的问题很有帮助，您也可选择该活动。（例如，与孩子玩耍可以减轻服务对象认为小孩过分渴求关注的问题。）

您会发现，服务对象选择的一些活动也涉及其他策略，例如探访朋友（加强社会支持）或放慢呼吸（压力管理）。这会很有帮助。

请回想一下，在那些您还没感到心情低落前会做的事情中，哪些活动曾让您感到愉快或享受，并且是您可以再次开始做或做得更多的？想想看，哪项活动是您之前心情较好时，在家里或在工作中会定期做，而现在却不再做或很少做的？很好，我们现在将花一些时间为您规划这些活动的时间表，好让您下周重新进行这些活动。

3. 把任务分解为一个个小步骤

当服务对象情绪低落、缺乏能量或处于哀伤中时，将整个任务分解为更小、更易于管理的步骤就变得很重要。请记住，这是为了让服务对象不会觉得被任务压得喘不过气来，并确保他们在完成任务时能体验到一些成功，这将增强服务对象的自信心并改善他们的情绪。

例如，"打扫您的公寓或小屋"可能是一项主要任务。通过选择要清洁的公寓或小屋的一小部分（如烹饪区、睡眠区等）来分解这项任务，能够帮助服务对象更容易地管理和完成任务。

4. 安排任务

与服务对象一起非常具体地选择他们计划进行活动的日期和时间，并将信息写在"采取行动，持之以恒"资料表上。您可能得从小目标开始，例如在下周完成一次活动。利用提示可能是确保服务对象完成活动的有用方法，例如，利用手机的提示功能，使任务与社区活动或用餐时间相匹配，或者让朋友或家人提醒他们，等等。您可能还会发现使用日程表来帮助服务对象记住他们要完成的活动或任务很有帮助。

"采取行动，持之以恒"的建议（活动框）

给自己留出时间
• 吃一顿大餐或者自己最喜欢的食物
• 读一本书
• 放松和冥想
• 祈祷
• 烹饪

给自己留出时间

- 听音乐
- 唱歌或弹琴
- 跳舞
- 进行艺术活动（例如绘画）
- 阅读杂志或报纸
- 摘花或插花
- 写一首诗、日记或故事
- 去一个好地方
- 看看老照片
- 编织或针织
- 钓鱼

与外界联系

- 拜访朋友或家人（一起用餐或参加活动）
- 参观或加入当地教堂、清真寺或寺庙
- 给朋友、邻居或家人打电话或交谈
- 邀请您的邻居一同享用茶点
- 参加当地社区聚会
- 为某人制作礼物
- 与家人或邻居玩游戏

照顾自己

- 每天起床的时间和之前一样
- 洗澡
- 换衣服
- 梳理头发

活跃起来

- 独自散步或与家人朋友一起散步
- 尝试一项之前从未尝试过的活动
- 比平时提早一个公交站下车
- 舞蹈
- 投入地与孩子玩耍

达成目标

- 洗衣服
- 扫地（选择一个区域）
- 铺床
- 购买食物或其他日用品
- 整理房屋的一些区域（请选择房屋内的一个区域，而不是整个房屋）
- 做一顿饭
- 照顾孩子——详细说明：_____
- 修补衣服
- 支付账单
- 阅读信件
- 帮助孩子完成学校作业
- 建造、制作或修理建筑物、家具、房屋的一部分等
- 工作职责（有收入的工作）——详细说明：_____
- 在社区组织（或类似组织）中需要完成的任务——详细说明：_____

哀伤和丧失

哀伤是一种非常个人化的经历。人们以不同的方式和时长来哀悼亲人离世或其他损失（例如，失去家园、工作和财物）。然而，人们经历失去亲人时所遇到的情感困扰往往有一些相似之处。例如，一些服务对象往往会经历与抑郁症非常相似的心理困扰——情绪持续低落、对从前喜欢的活动失去兴趣、退缩或与人疏离、缺乏活力等。

对大部分人来说，这些情绪困扰会随着时间推移而

减少。在一些地区，人们期望他们会在一个月内回归正常生活，还有一些期望他们在一年或更长时间内恢复正常生活，然而，在很多其他地区，这一点并没有具体说明。在大多数情况下，人们会在事情发生后的六个月内开始恢复过来，这并不意味着他们必须停止悲伤，只是这些情绪困扰不再干扰他们的生活功能（例如上班、社交等）。然而，对另一群人来说，这些问题可能继续存在。

当服务对象的情绪困扰和对日常活动、日常生活的退缩影响到了他们的生活功能时，"采取行动，持之以恒"（以及巩固人际关系）会是合适的策略。但是，如果服务对象回避和停止活动被视为该文化中适当的哀悼行为，那么您不应使用这个策略。

在本章节，您学到了	・什么类型的问题适合通过"采取行动，持之以恒"来处理 ・如何向服务对象介绍这个策略 ・如何与服务对象一起把较大任务分解成小步骤

第九章

加强社会支持

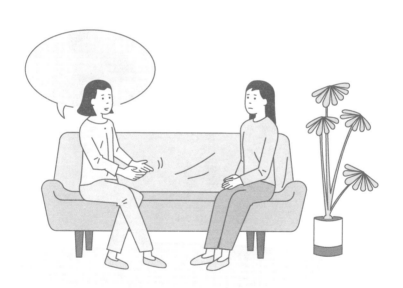

学习	会面	资料表
您会在本章节中学习什么？	本章节适用于哪次会面？	本章节与哪些资料表相关？
・什么是加强社会支持 ・如何向服务对象介绍这项策略 ・如何鼓励服务对象加强人际关系	・第四次会面 ・用 30 分钟介绍这个策略	・加强社会支持资料表——附录 E ・活动日程表——附录 E

背　景

　　当人们拥有良好的社会支持网络（换句话说，朋友、家人、社区或宗教团体、心理健康支持团体等给予他们关心和支持）时，他们往往会更好地应对逆境。一个人不一定需要很多的社会支持，但他们需要能够帮助他们的人，具体来说，即对于回应他们的需要能有所帮助的人。

有时，情绪困扰会影响服务对象获得支持的能力，哀伤就是这样的特例，哀伤中的人经常会自我隔离。这是因为很多处于哀伤中的人认为他们不能花时间和别人在一起——因为他们所爱之人不在身边，与他人相处没有意义；或者他们认为没有人能理解他们的经历。他们可能会渴望或者不断地想着那位已经离世的人。他们可能会出现类似抑郁症的症状，比如情绪低落、缺乏活力、缺乏活动的乐趣。

随着时间推移，自我孤立可能会对服务对象的情感健康造成毁灭性的影响。花时间专注于帮助服务对象加强他们的社会支持，可能会对他们的整体情绪健康和功能产生很大的影响。

加强社会支持对不同的人有不同的意义。不同的支持形式包括：

- 让朋友或家人聆听并理解他们的担忧和情绪，而不是轻视或者不表现出任何关心；
- 与为服务对象提供所需的恰当信息和支持的机构保持联系；
- 协助服务对象完成一项困难的任务，或提供一种完成任务的方法（例如开车送他们到某处、借东西给他们等）；
- 花时间与他人相聚，但不一定要讨论问题（例如一起用餐）；
- 帮助别人（同时不要忘记照顾自己）。

当服务对象没有任何支持时，您应该协助他们联系到一些支持，例如一个可信任的朋友、家人或社区服务（例如社区组织）。如果服务对象拥有支持网络，但似乎没有加以运用，那么您应该与他们讨论如何更有效地使用这些支持网络。例如一名曾参与社区妇女支持小组的服务对象，后来她因为觉得太疲累而没有继续参与。在这种情况下，您可以鼓励她重新参加小组。如果一位服务对象有可信任的朋友，您可以鼓励服务对象与他的朋友联络。

最后，如果服务对象已有的支持网络似乎不太有帮助，您则应该与他们讨论这个问题，并帮助他们从新的或不同的网络中找到更多有用的和适当的支持。例如，家庭成员可能会告诉服务对象，服务对象的问题不如他们自己（家庭成员）所遇到的问题严重。您应该鼓励这位服务对象考虑与这个人分享信息是否有用，以及是否可以与其他能尊重、理解他的担忧的人交谈。

信　任

这项策略的核心是有一个值得信任的人或组织，且服务对象可以从中得到支持。当您鼓励服务对象与他人分享他们的问题时，信任就显得更加重要了。信任是随着时间的推移而逐渐形成的，您不会完全信任一个人而向他透露全部有关您的私事，您也不会完全不相信一个人。例如，您最初可以从分享小部分有关您自己的信息开始，如果您发现对方向很多人透露了这些信息，这就很好地说明了他们不可信。但如果他们保守了秘密，下次您可能会与他们分享一些更私人的信息。每次与他们交谈时，您都可能会与其分享更多的个人信息。

如果服务对象正在计划与他人讨论他们的问题或情绪，您应建议他们在不确定对方是否值得信任时，或他们对于信任其他人感到紧张时，只分享及透露少量不太重要的信息。对于那些容易向他人透露过多个人信息的服务对象来说，这也是很有帮助的建议。如果他们没有谨慎地选择值得信任的人，而且信息没有被保密，这很可能会导致一些问题。如果服务对象决定向他人寻求实质性帮助，在这种情况下，较好的做法是先从提出一个小请求开始。

性侵犯

在遭受性侵犯或其他形式的亲密关系创伤的情况下，信任他人对于服务对象来说特别具有挑战性。虽然您需要尊重这一点，但同时您也应该鼓励服务对象尽可能地强化他们的社会支持。

如果他们觉得不舒服，就不应该强迫他们与别人谈论他们的创伤经历。事实上，若对方很有可能不会对信息保密或并不抱有同情心，那么讨论这件事可能并不符合服务对象的最佳利益。相反，他们可能强化对这种经历的耻辱感。如果其他人很可能不相信、驳斥，或因发生在他们身上的事而指责服务对象，便不应鼓励服务对象与此人谈及这些经历。（若想了解更多有关曾受性侵犯的服务对象所遇困难的信息，请见第三章。）

出于这些原因，服务对象选择一个可信任的人尤其重要。起初，服务对象可以分享与侵犯经历无关的信息。例如，他们可能会谈论一个实际的问题（如就业困难），或为完成一个实际的任务而寻求协助（如借用东西等）。从简单的、不具威胁性的信息开始分享，将有助服务对象在加强社会支持网络时更为安心。这也是一个让服务对象测试对方可信度的机会。

最后，服务对象可能会决定他们不想向他人透露自己从性暴力中幸存下来的经历，而您应该让服务对象知道这是可以的。加强社会支持的目的不是一定要向他人透露遇到的问题，您可以鼓励服务对象多花时间和他们

喜欢的人相处，但不一定要让对方知道自己的经历。您

可能是他们分享细节的唯一对象，但他们仍然需要来自

其他人的社会支持。

向服务对象介绍社会支持

当解释该策略时，您可以向服务对象展示"加强社会支持"
资料表（见附录 E）。

"加强社会支持"对不同的人可能有不同的意义。对
一些人来说，这意味着与他们信任的人分享他们的
困难和感受，或者只是花时间和朋友或家人相聚而不谈及问题，
这也是有帮助的。对另一些人来说，这可能意味着向信任的人寻
求资源，比如工具，甚至是完成某项工作所需的知识。对其他人
来说，这可能意味着与社区组织或机构联系从而获得支持。这些
形式的社会支持在减少困难和痛苦方面非常有效。您觉得有没有
什么方法可以加强您的社会支持？

请帮助服务对象确定他们想要通过什么方式来加强自己的社

会支持。例如：通过与别人交谈；通过获得更实际的帮助，比如借东西；或者通过与其他机构或社区组织联系。如果服务对象不确定是否要加强他们的社会支持，即使您有理由相信他们需要，您可能也需要与他们再进一步讨论这个问题。

很多人在与他人谈论自己的问题，或向他人寻求帮助时都会感到不安。其中一个原因是他们担心自己的问题会给对方带来负担，但事实通常并非如此。当人们听到朋友讲述问题时，他们通常会分享自己的问题，甚至可能会反过来寻求帮助。这可能是因为那个朋友也遇到了类似的问题。单方面的倾诉或寻求帮助的情况是很少见的。倾听他人的困难可能会帮助您对自己遇到的问题有所了解，特别是当您认为自己是唯一遇到问题的人时，这更有帮助。

人们得不到他人支持的另一个原因是他们没有可以信任的人。如您认为您没有任何可以信任的人，我们可以进一步讨论如何找到一个您可信任的人，好吗？

请花些时间与服务对象谈谈他们觉得可以给他们支持的人或服务。

当服务对象确定了至少一个他们愿意向其寻求帮助的人、社区组织或更正式的支持机构时，请协助他们处理以下事项：

- 计划好他们接下来要做什么（例如致电或拜访对方），一定要把这个计划分解成小段的、可管理的步骤。

- 决定他们要在哪一天做这件事。

- 询问他们会与这个人或机构谈论什么，或者他们将如何处理这些问题。（例如谈论一个实际的问题以及他们对此的感受，关于参加PM+，关于您在会面中与服务对象一起处理的具体问题。）您甚至可以安排时间让服务对象排练他们将要对这个人或者组织说的话。

使用提醒可能是确保服务对象完成所需任务的有效方法。例如，在他们的手机上设置提醒，将任务和社区活动或用餐时间相匹配，或者让他们的朋友或家人给予提醒，这些都是帮助服务对象完成任务的好方法。

过度与社会隔离

　　一些服务对象可能已经把自己孤立了很长一段时间。因此，谈论"加强社会支持"可能会让他们感到紧张。他们可能还没有准备好或不愿意通过分享个人信息、寻求帮助，甚至只是花时间与别人相处来与他人联系。

在这些情况下，请帮助服务对象考虑他们可以做的一些小任务，借此开始与他人联系。例如，他们能先从对熟悉的人微笑开始吗？他们能与他人进行眼神接触（或者其他文化中恰当的非语言交流信号）吗？他们愿意和邻居打招呼或邀请家人一起用餐吗？

通过这样的方式，您可以帮助他们建立与他人交往的自信，并逐渐巩固他们的社会支持。

在本章节，您学到了	• "加强社会支持" 的含义 • 如何介绍这个策略，以及鼓励服务对象加强社会支持网络

第十章

保持健康，展望未来

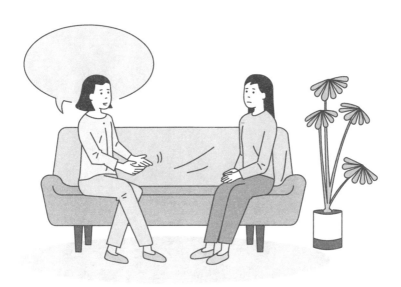

学习	会面	资料表
您会在本章节中学习什么？	本章节适用于哪次会面？	本章节与哪些资料表相关？
• 有关情绪复原的性质 • 服务对象可以如何保持健康 • 如何完成 PM+ 疏导后的评估 • 如何结束与服务对象的会面及 PM+ 疏导	• 第五次会面 • 用 30 分钟介绍 "保持健康" • 用 20 分钟想象 "如何助人" • 用 30 分钟介绍 "展望未来"	• 想象如何助人的案例——附录 F • 疏导后的评估——附录 C

复原和保持健康

当我们去考虑人们在生病或受伤后的治疗中如何康复，我们会发现复原的历程通常不会完全顺利。在康复过程中，人们会经历不同程度的疼痛，情况也时好时坏。但一般来说，如果人们坚持锻炼身体或遵循医护人员安排的康复计划，他们就会渐渐好起来。

　　情绪问题或疾病的康复也有同样的过程。人们可能会经历情绪的起伏，就像人们从身体疾病和伤害中恢复所经历的一样。在疏导完成后，继续练习 PM+ 的策略对保持健康很重要。这将帮助服务对象预防他们的问题再次出现，也会加强服务对象运用这些策略的信心。这样，当未来再有导致痛苦的问题出现时，服务对象就更有可能运用这些策略来应对问题。

　　当服务对象确实面临其他（新的）逆境（例如亲人去世、失业、疾病、社区暴力增加等）时，他们通常会有不愉快的感觉，比如悲伤、生气、哀伤或担心。请提醒服务对象，当这些感觉不妨碍他们正常生活时，这些感觉可以被认为是正常的。然而，如果服务对象再次开始感到非常痛苦，这些感觉以某种方式干扰了他们的日常功能（例如上班、照顾孩子等），那么他们尽快运用一项 PM+ 的策略加以应对是很重要的，比如"问题管理"、"采取行动，持之以恒"、"加强社会支持"或"压力管理"。您可以请服务对象查看他们的 PM+ 资料并开始练习适当的策略。

介绍"保持健康"

　　您将会在第五次，也就是与服务对象的最后一次会面中介绍

"保持健康"。在您回顾了到目前为止您教授给服务对象的所有策略的进度后，您将会有大约 30 分钟介绍并与服务对象讨论"保持健康"的内容，随后再进行疏导完成后的评估。

　　这次会面应是积极的，所以首先要从欣赏服务对象参与 PM+ 开始。您可以问问他们认为自己有没有进步。在可能的情况下，请举例说明服务对象取得了一些重要的收获或表现出相当大的努力和勇气。（例如，他们能够面对不真实的恐惧或与某人建立了一种新的信任关系。）这些评论是为了增强服务对象在自己运用策略和管理自己的情绪问题时的信心。例如：

　　正如您所知，今天是我们最后一次会面。首先，我想祝贺您已到达这个阶段——您展现出了极大的勇气去谈论一些困难的话题并直面这些问题。这是最后一次会面了，您现在感觉如何呢？自从开始参与 PM+ 以来，您认为哪些方面有所改进呢？有哪些方面仍没有得到改善呢？您认为您能做些什么去尝试改善这些方面呢？

　　其次，您应该鼓励服务对象继续练习这些策略以保持良好的状态。您可以先让他们思考他们能做些什么来保持健康。您也可以向服务对象强调，他们可以用已有的资料表来提醒自己可以运用的策略（见附录 E）。例如：

我们将讨论如何在 PM+ 完成后保持健康。您知道您
能做些什么来保持健康吗？

举一个例子，您可以更清楚地告诉服务对象他们可以做些什
么来保持健康：

我认为 PM+ 类似于学习一种新语言。我已指导您
学习了一些策略，以帮助您处理生活中的不同问题。
正如学习一门新语言，如果您希望把新语言讲得流利，您就需要
每天进行练习。同样，假如您尽可能多地练习这些策略，您就更
容易保持健康。此外，假如您将来遇到困难，如果您经常练习这
些策略，您将有更大的机会克服这些困难。

这项疏导并不神奇。您已经学会了 PM+，并可以将其应用
到您自己的生活中，现在您就是自己的帮助者了。如果您需要帮
助自己记住如何使用这些策略，您可以重温这些资料表。您可能
想将这些图片或其他物品放置在家中，以提醒您在这里学到的东
西。有些人会将笔记贴在他们的墙上或放在家中显眼的位置，这
样他们就不会忘记这些策略。

您可以花一些时间与服务对象谈谈，如果未来遇到严重的压
力事件或负面情绪，他们可以做什么。让服务对象有机会告诉您

他们会先做什么，帮助他们尽可能详细地描述他们将如何回应。
（例如，询问他们如何提高自己的社会支持，而不仅仅是说"我
要加强我的社会支持"。）

　　服务对象未来再次遇到困难的情形并不少见。当您
　　下次经历非常困难的情况或再次注意到自己的负面
情绪时，您认为自己可以做些什么？（请向服务对象提供与其相
关的具体例子，例如失业、与伴侣争执、感到沮丧等。）

　　首先，让服务对象有机会确定一些想法或谈论具体策略。您
可能需要提示他们去思考 PM+ 中的那些对他们来说特别有用
的策略。（换言之，哪些策略已经帮助他们管理了特定的情绪和
问题？）

　　在这次讨论中，您需鼓励服务对象去努力实践那些他们所发
现的、在未来面临困难时有效的 PM+ 策略。然而，您也可以告
诉他们，即使他们没能成功地管理他们的问题（例如，尽管他们
经常练习这些策略，但他们仍然经历着严重的情绪问题），他们
仍可能有其他选择。这将取决于您的设置和可用的资源，可能包
括服务对象再次联络您来获得额外的会面，或将服务对象转介至
专家。

想象如何帮助别人

对许多服务对象来说，确保他们理解您教授的每一个策略可能会很有帮助。请花大约 20 分钟，使用附录 F 中的案例，让服务对象想象这些人中的每一个都是他们亲密的朋友，并思考他们会建议朋友采取什么策略。如果服务对象觉得这项任务很困难，您可以借此机会告诉他们哪种策略适合哪些问题。如果服务对象更希望讨论一位正在经历困境的真实的朋友，请您使用他们的例子。

现在我们将要做的是作为助人者一同工作，您了解所有的 PM+ 策略，并知道何时运用它们是最好的时机，因此您可以感到信心十足。我这里有几个不同人物的例子，我希望您能将他们想象为您的亲密朋友或家庭成员。当我读出这些例子后，我们将花些时间讨论您可以如何使用学过的策略来帮助他们处理他们的问题。（读出附录 F 中的第一个例子。）

根据您所学过的策略，您能否就哪些策略对他们最有帮助提出一些建议？

展望未来

有时，与服务对象简要讨论（大约 15 分钟）他们为自己设定的未来目标会很有帮助。这可以帮助服务对象考虑他们将如何继续实践 PM+ 策略，例如通过选择他们想用 PM+ 处理的其他问题。

一旦服务对象确定了一个目标（或一些目标），请与他们讨论可以如何开始达成这个目标。例如，他们可以做的第一件事是什么？或者他们计划在接下来的几天、下星期、下个月里做什么？服务对象的目标和计划越具体、越明确，就越容易实践。

 最后，我想花点时间谈谈您如何继续实践在 PM+ 中学到的策略，来实现您可能会设定的一些目标。有没有什么当前的问题，是您希望在短期内通过某种策略来解决的？

（如果您服务的对象难以确定他们的目标或者希望解决的问题，您可以参考他们在评估时列出的问题。）

那么，请想想这个问题，若要开始解决或减轻这个问题，您可以进行的第一步是什么？您何时能进行这一步？

PM+ 疏导完成后的评估（如时间充足）

在会面结束时，请提醒服务对象，您会在未来一至两周内联络他们，来进行疏导完成后的评估。如果您有可能在第五次会面结束时完成这项评估，这也是可以的。如何进行评估，请参见第四章。

结束第五次会面及 PM+ 疏导

结束 PM+ 疏导时，请再次感谢和祝贺服务对象。祝愿他们顺利康复，并提醒他们继续实践自己的策略。我们建议您安排在数月内跟进服务对象的进度，以查看他们的进展情况。此时核对一下服务对象是否计划搬迁或搬出该地区可能会有所帮助。

在本章节，您学到了	• 对大多数服务对象来说，情绪复原是什么样的 • 服务对象如何才能保持健康，并预防情绪问题再次全面发生 • 如何完成疏导后的评估

附　录

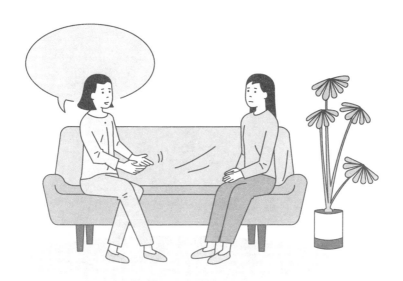

附录 A：PM+ 推行前的评估

注：预评估（PM+ 推行前的评估）应在第一次疏导会面之前单独安排一次会面完成。它通常在 PM+ 疏导开始前 1~2 周完成。

您的名字：_____   日期：_____

服务对象的名字：_____

服务对象的联络信息：_____

_____

_____

表 A-1　预评估的内容

部分	内容
1	介绍和口头同意
2	人口学信息
3	PSYCHLOPS（PM+ 疏导推行前版本）
4	活动机能评估（WHODAS 2.0）

（续表）

部分	内容
5	情绪困扰评估
6	自杀意念评估
7	因严重精神、神经系统疾病或物质使用障碍所引起的损害
8	汇总表及反馈

注: 您需要为受助者朗读出楷体的文字。

1. 介绍和口头同意

您好，我的名字是……，我来自（机构名称），我了解您遇到了一些困难，我或许可以帮助您。我会为您提供更多有关这项疏导的信息，您可以决定这项疏导是否能对您有所帮助。

有些人会经历可能影响他们完成日常工作的压力或其他心理困难①。世界卫生组织开发了一个成熟的疏导项目，它会教人一些技能去更好地应对这些困难，这个疏导项目为期5周，而我将会教您这些策略。

我们希望您能从疏导项目中获得的是处理这些问题的技能。

_____

① 描述这些问题的方式可能会因具体情况而有差异（适应问题）。

因此，这项疏导并不提供直接的物质支持或金钱，而是教授重要的技能。

如果您对这项疏导感兴趣，我想现在就和您谈谈您当下的感受和情况，看看这项疏导是否适合您。

在我们开始之前，重要的是您需要知道您在会面中告诉我的所有内容都是保密的。这意味着除了我的督导师外，或在您告诉我可以和某人——比如医生和护士——分享前，我不能和其他人分享这些资料。但是，我需要在会面时写下您对访谈的回答，这些回答会被保存并锁在（机构名称）的办公室中。

只有当我认为您有自杀倾向或者伤害他人的风险很高时，我才被允许打破保密原则。因为保护您的安全是我的职责。如果我需要打破保密原则，我将会先告诉您并通知我的督导师。我的督导师受过专业训练，可以帮助有自杀风险的人。

您希望继续参与吗？

2. 人口学信息

感谢您参加这次会面。现在我会问您一些问题，请注意，这些问题没有对或错的答案，您只需诚实地回答，我会先从一些背景问题开始。

表 A–2　人口学信息调查

1	根据观察记录性别	女	1
		男	2
2	您的年龄是？	＿＿＿＿＿岁	
3	您接受了多少年的教育？	＿＿＿＿＿年	
4	您目前的婚姻状况是？ （请选出合适的选项）	未婚	1
		已婚	2
		分居	3
		离婚	4
		丧偶	5
		同居	6
5.a	哪一项最能描述您的主要 工作类型？ （请选出最合适的选项）	有偿工作（见 5.b）	1
		自营职业，如经营商业或经营农场（见 5.b）	2
		无偿工作，如志愿者或慈善工作	3
		学生	4
		料理家务 / 家庭主妇	5
		退休	6
		失业（健康原因）	7
		失业（其他原因）	8
		其他（请注明）＿＿＿＿＿	9
5.b	如果服务对象从事有偿工作或自营职业，请询问他们： 您的工作是什么？（您具体做些什么？）您的工作需要您做些什么？ （在空格中写下答案）		

3. PSYCHLOPS（PM+ 疏导推行前）①

　　评估员要向服务对象读出楷体部分的指示，而其他指示则只供评估员使用。

　　下面是一份有关您和您的感受的问卷。首先，我将会问您一些您目前遇到的问题。请思考这些问题，无论这些问题是大是小。

问题 1

a.*"请选出一个最困扰您的问题。"* 简要记录服务对象所描述的问题，如有必要，询问他们：*"您可以将问题描述一下吗？"*（请填在下列方格内。）

```

```

---

① 此问卷经许可转载，是心理结果概况问卷 Pycological Outcome Profiles（PSY-CHLOPS）的第五版的改编版本。详见 www.psychlops.org。© Department of Primary Care and Public Health Sciences, King's College London，2010 版权所有。世卫组织出版物中使用的改编版本与原版不同之处是：（一）它不询问受访者何时开始关心此问题；（二）它询问受访者上周的感受，而不是他们上周对于自己的感觉（问题4）；（三）它探讨问题的描述（问题 1.a 和问题 2.a）；（四）它用了"疏导"一词，而不是"治疗"。

b. 在过去的一周里，它对您有多大影响？（请在合适的答
案下的方格内打"√"）

	0	1	2	3	4	5	
完全不受影响							严重影响

问题 2

a. "请说出另一个困扰您的问题。"简要地记录服务对象描述
的问题，如果需要的话，询问他们："您可以描述一下这
个问题吗？"（请填在下列方格内。）

b. 在过去的一周里，它对您有多大影响？（请在合适的答
案下的方格内打"√"）

	0	1	2	3	4	5	
完全不受影响							严重影响

问题 3

a. 请举出一个受您的问题（可多于一个问题）影响而变得难
以进行的事情。（请填在下列方格内。）

b. 在过去的一周里，它对您有多大影响？（请在合适的答
案下的方格内打"√"）

	0	1	2	3	4	5	
完全不受影响							严重影响

问题 4

您在上周感觉如何？（请在合适的答案下的方格内打"√"）

	0	1	2	3	4	5	
非常好							非常差

PSYCHLOPS 的得分

- PSYCHLOPS 是一种结果测量方式，因此，将 PM+ 疏导
  前与疏导后（PM+ 期间和 PM+ 完成后）的得分进行比较，
  其差值就是"分数变化"。
- PSYCHLOPS 中的所有回应都以 0 至 5 的六分制评分。得

分越高，服务对象受问题影响的程度越严重。

- PSYCHLOPS 中不是每一道题目都需要计分，只有关于困难（问题 1.b 和 2.b）、活动机能（问题 3.b）和身心健康（问题 4）的题目才计分。

- 其他题目会提供有用的信息，但不影响得分，因此 PSYCHLOPS 由三个领域（问题、活动机能和身心健康）和四个计分的题目组成。

- PSYCHLOPS 的最高分数为 20 分。

- 每道题目的最高分数是 5 分。

- 如果 Q1（问题 1）和 Q2（问题 2）已经完成，则总分是：Q1.b+Q2.b+Q3.b+Q4。

- 如果 Q1（问题 1）已完成而 Q2（问题 2）被省略，总得分为：（Q1.b×2）+Q3.b+Q4。换句话说，Q1.b（问题 1）的得分加倍，这是为了确保 PSYCHLOPS 最大分数仍是 20 分。

PM+ 疏导推行前的 PSYCHLOPS 总评分:_____

4. 活动机能评估（WHODAS 2.0）

这里应包括一项对活动机能的评估。测量方法的选择取决于哪一种评估方法在当地得到了有效验证。"世界卫生组织残疾评估计划 2.0"（WHODAS 2.0）的 12 项访谈者主导版本往往是个不错的选择。[①]

5. 情绪困扰评估

这里应包括一项对情绪困扰的评估。评估量表的选择取决于当地有什么已被验证有效的量表。您可以使用一种广泛认同的情绪困扰量表，例如心理健康自评问卷 –20（Self-Reporting Questionnaire-20, SRQ-20）[②] 或通用健康问卷 –12（General Health Questionnaire-12, GHQ-12）；或一些抑郁或焦虑量表，例如医院焦虑忧郁量表（Hospital Depression and Anxiety Scale, HDAS）、病人健康问卷 –9（Patient Health Questionnaire-9, PHQ-9）和广泛性焦虑量表 –7（GAD-7）。[③]

---

① WHODAS 可以在 http://www.who.int/classifications/icf/whodasii/en/ 上找到。该网站还提供 WHODAS 用户手册、各种语言的译本和用户协议表格。

② 请参看：A User's guide to the Self Reporting Questionnaire (SRQ). WHO, Geneva, 1994.

③ PHQ-9 和 GAD-7 不同的语言版本可于 http://www.phqscreeners.com/select-screener 下载。

6. 自杀意念评估

💬 我们刚刚谈论了人们可能会经历不同的情感困难。有时候，当人们对生活感到非常悲伤和绝望时，他们会想到自己的死亡，甚至结束自己的生命。这些想法并不罕见，您如果有这些想法也不必感到羞愧。接下来我想问您的问题就是关于这些想法的，您同意吗？我们能继续这个面谈吗？

请根据下表评估服务对象的自杀意念。

1. 过去一个月里，您是否有过认真的想法或计划来结束自己的生命？	有	没有
	如果有，请服务对象描述他们的想法或计划。请在这里写下详细信息：	
• 如果服务对象对问题 1 的回答是"没有"，请感谢他们回答您的问题，您可以结束这个评估 • 如果服务对象对问题 1 的回答是"有"，请继续问题 2 的问答		
2. 您采取了什么行动来结束自己的生命？	请在此记录详细信息：	
3. 您是否计划在接下来的两周内结束自己的生命？	是	否	不确定
	如果回答"是"或"不确定"，请服务对象向您描述他们的计划。请在这里写下详细信息：		
• 如果服务对象对问题 3 回答"是"，即他们计划在不久的将来自杀，您就必须立即与您的督导师联络。同时，您要陪伴着这位受助者（如有需要，请参考以下对话） • 如果您不确定受助者会否在不久的将来自杀，请告诉他们您想联络您的督导师，以便向他们询问后续问题		

与计划在短期内自杀的人的参考对话

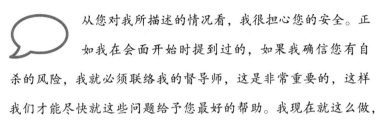 从您对我所描述的情况看，我很担心您的安全。正如我在会面开始时提到过的，如果我确信您有自杀的风险，我就必须联络我的督导师，这是非常重要的，这样我们才能尽快就这些问题给予您最好的帮助。我现在就这么做，好吗？

7. 因严重精神、神经系统疾病或物质使用障碍所引起的损害

请您基于对服务对象行为的观察和判断回答以下项目。不要向服务对象询问以下这个表格中的任何问题。请圈出"是"或"否"来表明您的判断，如有需要，请详细说明。

行为	细节
1.服务对象是否能理解您的意思？（即使他们和您使用着相同的语言或者方言） （例如：他们能理解基本的词语、问题或遵循指示吗？）	是 / 否 如"否"，请详细说明：
2.服务对象是否能在合理范围内了解评估中发生的情况？ （例如：他们是否能回忆起最近讨论的话题？他们是否了解您是谁，以及您与他们一起正在做什么？他们是否在某种程度上知道您为何要问他们问题？请考虑服务对象是否感到困惑、醉酒或亢奋而不能理解正在发生的事情，然后圈出答案）	是 / 否 如"否"，请详细说明：
3.服务对象的反应是否奇怪 / 非常不寻常？ （例如：使用自创的词语、长时间凝视空中、自言自语、讲述的故事非常离奇或令人难以置信）	是 / 否 如否，请详细说明：

（续表）

行为	细节
4. 从服务对象的反应和行为来看，他们是否与现实或评估中正在进行的事情脱节？ （例如：有一些没有意义的、离奇的或与个人当下情境不相符的妄想、信念或怀疑；不切实际地偏执，例如非常不切实际地相信有人试图伤害他们）	是 / 否 如否，请详细说明：

如果您对问题 1 或 2 回答了"否"，或对问题 3 或 4 回答了"是"，请考虑将这位服务对象排除在 PM+ 疏导之外。

8. 汇总表和给予回应

标准	回应 / 分数	拒绝接收 （如要拒绝， 请打钩）	对拒绝接收的服务对象的回应	资料输入 （签名 / 日期）
PSYCHLOPS 总分				
活动机能评估 （WHODAS 2.0）[1] 总分			这两项评估中任何一项的低分都意味着 PM+ 并不适用	
情绪困扰的量度总分[2]				

---

[1] 如果使用 WHODAS，服务对象需在 WHODAS 2.0 中得分达到 17 分或更高，才能被接收参与 PM+ 疏导。

[2] 如果 PHQ-9 被用作情绪困扰的评估标准，服务对象得分需达到 10 分或更高才能被接收参与 PM+ 疏导。

（续表）

标准	回应／ 分数	拒绝接收 （如要拒绝， 请打钩）	对拒绝接收的服务 对象的回应	资料输入 （签名／ 日期）
服务对象是否 未满 18 岁？	是／否		如果服务对象未满 18 岁，并有精神健 康和社会心理问题 的迹象，请根据情 况与精神健康服务、 社会服务或社区保 护体系建立联系	
服务对象是否计划在未 来的两周内自杀？	是／否		与您的督导师联络， 并联系合适的照护 资源	
服务对象是否有严重的 精神、神经系统疾病 或药物导致的紊乱？ （来自观察判断——见 7.1~7.4）	是／否		联系合适的照护 资源	

请根据以上汇总表圈出恰当的决定。

接收 给予回应（请参考第 159 页的回应文本）	拒绝接收 给予回应（必要时请参考下页）

对拒绝接收的服务对象的回应

如果服务对象的问题带来的困扰或损伤程度较低，不适合使用 PM+ 疏导，可以用下面的话术：

感谢您的参与，从评估中看，目前您对问题的应对已足够好，所以您现在并不需要这项疏导。我非常感谢您给了我时间，并如此诚实地回答问题。如果您以后有心理困难需要协助①，请告知您的（相关人员的名字），我或许可以提供协助。

对于那些可能因为严重的精神、神经或物质使用障碍导致损害，而不适合 PM+ 的受助者，可以用下面的话术：

感谢您的参与和诚实的回答。看起来您正在经历着 PM+ 无法帮您的困难（请说出这些困难——例如，不寻常的行为、发作、非常严重的酗酒或药物滥用问题），我想为您联络更适合您的服务来帮助您处理这些问题，可以吗？

清楚地说明您将会做什么，例如：现在或稍后致电服务机构为服务对象预约，与您的督导师商讨，在不同的时间致电或再次约见服务对象，等等。对于计划在短期内自杀的服务对象的回应，请参阅附录 D。

①　向服务对象描述这些问题的方式因具体情况而有差异（适应问题）。

对被接收的服务对象的回应（即服务对象符合所有的纳入标准）

　　谢谢您的回答，看来目前您在处理这些情况时遇到了一些问题（说出服务对象提到的情况或问题），也许 PM+ 能够帮到您。我想向您介绍更多有关 PM+ 的资料，这样您就可以决定是否参与这项疏导，可以吗？（如果服务对象回答"可以"，请继续。）

　　PM+ 为期 5 周，每周您都会与我会面一次，每次约 90 分钟。我希望您能从 PM+ 疏导中获得一些处理问题的技能。（请列举一些服务对象提及的问题，例如压力、情绪低落、实际问题。）PM+ 并不会提供任何直接的物质支持或金钱，但会教授一些重要的技能。

　　您可以自由决定是否参与这项疏导，也可以决定在任何阶段暂停。您在疏导期间告诉我的所有信息都将会保密，就像我在今天会面开始时所说的一样。

附录 B：PM+ 推行期间的评估

注：此评估应在每次 PM+ 会面开始时完成。

助人者的名字:_____	今天的日期:_____
服务对象的名字:_____	会面次数:_____

PSYCHLOPS（PM+ 进行期间的版本）[①]

以下问卷与您和您的感受有关。

问题 1

a. 这是我们第一次问您时，您说最困扰您的问题。

（助人者——请在会面前将该问题写在下列方格内。）

[①] 此问卷是心理成果概况（Psychological Outcome Profiles，PSYCHLOPS）During-therapy 的第 5 版改编版本，并已经许可转载。详情请阅 www.psychlops.org. © Department of Primary Care and Public Health Sciences, King's College London，2010 版权所有。

b. 过去的一周里，它对您的影响有多大？（请在合适的答案下的方格内打"√"）

	0	1	2	3	4	5	
完全不受影响							严重影响

问题 2

a. 这是我们第一次问您时，您说的另一个困扰您的问题。

（助人者——请在会面前将该问题写在下列方格内。）

b. 上周它对您的影响有多大？（请在合适的答案下的方格内打"√"）

	0	1	2	3	4	5	
完全不受影响							严重影响

问题 3

a. 这是我们第一次问您时，您说很难做到的事情。

（助人者——请在会面前将该问题写在下列方格内。）

b. 上周您做这件事有多难？（请在合适的答案下的方格内打"√"）

	0	1	2	3	4	5	
一点都不难							非常困难

问题 4

a. 您上周的感觉怎么样？（请在合适的答案下的方格内打"√"）

	0	1	2	3	4	5	
非常好							非常差

b. 自杀意念的评估

注：如果服务对象在问题 4.a 得分达 4 或 5 分，或如果他们在 PM+ 进行期间曾经有自杀的想法或计划，那么请根据下表完成对自杀意念的评估。对于其他所有服务对象，请直接转到问题 5。

现在我需要问您一些关于您的安全的问题。

1. 在过去的一周里，您是否有过认真的想法或计划来结束您的生命？	有	没有
	如果有，请服务对象描述他们的想法或计划。请在这里写下详细信息：	
如果服务对象对问题 1 回答"没有"，您可以结束这个评估 如果服务对象对问题 1 回答"有"，请继续问题 2		
2. 您采取了什么行动来结束您的生命？	请在此写入详细信息：	

（续表）

3. 您有计划在接下来的两周内自杀吗？	有	没有	不确定
	如果"有"或"不确定"，请受助者描述他们的计划。请在这里写下详细信息：		

- 如果服务对象对问题 3 的回答是"有"，即他们计划在短期内自杀，您必须立即联络您的督导师
- 如果您不确定服务对象是否有受到伤害的风险，那么请告诉他们您将联络您的督导师，以便询问他们后续问题

问题 5

a. 在参与 PM+ 疏导期间，您可能已经发现其他问题变得很重要。如果是这样，请将最困扰您的问题告诉我，或告诉我其他问题并没有变得那么重要。

b. 在过去的一周里，这些问题对您的影响有多大？

（助人者——请在合适的答案下的方格内打"√"，如没有其他问题变得重要，请留空。）

	0	1	2	3	4	5	
完全不受影响							严重影响

评语（由助人者完成）

请提供您可能想记录的有关您对服务对象的任何评论，例如他们在本次会面中的表现或参与情况。

PM+ 服务期间 PSYCHLOPS 总评分 : _____ [①]

[①] 如果问题 1（困难一）和问题 2（困难二）已经完成，总分是：问题 1.b+ 问题 2.b+ 问题 3.b+ 问题 4。

如果问题 1（困难一）已完成，而问题 2（困难二）被漏空，总分则为：（问题 1.b × 2）+ 问题 3.b+ 问题 4。

附录 C：PM+ 完成后的评估

注：如果可能，这项评估应于服务对象完成 PM+ 疏导后的数周内进行。您也可以在服务对象完成 PM+ 后的数月内，使用此评估表进行后续评估。

您的名字：_____   日期：_____

服务对象的名字：_____

服务对象的联络信息：_____

_____

_____

表 C–1　疏导后评估的内容

部分	内容
1	介绍
2	背景资料
3	PSYCHLOPS（PM+ 完成后）
4	活动机能的评估
5	情绪困扰的评估
6	评分汇总表

1. 介绍

（1）进行评估的原因

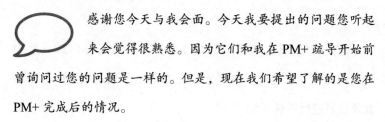

感谢您今天与我会面。今天我要提出的问题您听起来会觉得很熟悉。因为它们和我在 PM+ 疏导开始前曾询问过您的问题是一样的。但是，现在我们希望了解的是您在 PM+ 完成后的情况。

（2）保密

我还想提醒您，就像在我们其他会面中一样，您向我提及的所有内容都会保密，即只会为我的督导师和我所知。如果我认为您有较大的伤害自己或他人的风险，我必须告知我的督导师，并让您和可以帮助您的人联系。因为我有责任确保您的安全。您明白吗？

2.PSYCHLOPS（PM+ 完成后版本）[①]

评估者应向服务对象读出楷体文字的提示，而其他提示则只

[①] 此问卷是心理成果概况（Psychological Outcome Profiles, PSYCHLOPS）During-therapy 的第 5 版改编版本，并已经许可转载。详情请阅 www.psychlops.org。© Department of Primary Care and Public Health Sciences, King's College London, 2010 版权所有。

供评估员使用。

以下问题与您和您的感受有关。

问题 1

a. 这是我们第一次问您时，您说最困扰您的问题。

（助人者——请在会面前，在下列的方框中填写受助者于疏导前的 PSYCHLOPS 评估中确定的第一个问题。）

b. 过去的一周里，它对您的影响有多大？（请在合适的答案下的方格内打"√"）

	0	1	2	3	4	5	
完全不受影响							严重影响

问题 2

a. 这是我们第一次问您时，您说的另一个困扰您的问题

（助人者——请在会面前，在下列的方格中填写受助者于疏导前的 PSYCHLOPS 评估中确定的第二个问题。）

```



```

b. 上周它对您的影响有多大？（请在合适的答案下的方格内
打"√"）

	0	1	2	3	4	5	
完全不受影响							严重影响

问题 3

a. 这是我们第一次问您时，您说很难做到的事情。

（助人者——请在会面前，在下列方格中填写服务对象于疏
导前的 PSYCHLOPS 评估中对这个问题的答案。）

```



```

b. 上周您做这件事有多难？（请在合适的答案下的方格
内打"√"）

	0	1	2	3	4	5	
一点都不难							非常困难

问题 4

您上周的感觉怎么样？（请在合适的答案下的方格内打
"√"）

	0	1	2	3	4	5	
非常好							非常差

问题 5

在参与 PM+ 疏导期间，您可能会发现有其他问题变得很重
要。如果有，这些问题在上周对您的影响有多大？

（请在合适的答案下的方格内打"√"，如果没有其他问题变
得重要则请留空。）

	0	1	2	3	4	5	
完全不受影响							严重影响

问题 6

与您开始进行 PM+ 疏导时相比，您现在感觉如何？（请在
合适的答案下的方格内打"√"）

十分好	好多了	好了一点	差不多	差了一点	十分糟糕
1	2	3	4	5	6

服务完成后 PSYCHLOPS 总分数：_____ ①

3. 活动机能的评估

所用评估工具应与 PM+ 推行前的评估工具相同。

4. 情绪困扰的评估

所用的评估工具应与 PM+ 推行前的评估工具相同。

5. 评分汇总表

为确保您已完成所有评估，请填写以下清单。

评估工具	分数	数据录入 （签名／日期）
PSYCHLOPS 总分数		
活动机能评估总分数		
情绪困扰评估总分数		

---

① 如果问题 1（困难一）和问题 2（困难二）已经完成，总分数是：问题 1.b+ 问题 2.b+ 问题 3.b+ 问题 4。

如果问题 1（困难一）已完成，而问题 2（困难二）被漏空，总分数则为：（问题 1.b×2）+ 问题 3.b+ 问题 4。换言之，问题 1.b（困难一）的得分加倍。

附录 D：自杀意念的风险评估和应对

以下几页都是关于自杀风险的内容。该指引与手册内容相同，但以一种便于您复印或打印选定页面的方式呈现，并可带到评估和疏导会面中。我们鼓励您采取这个做法，这样您就不会忘记如何评估和回应有自杀倾向的服务对象。

评估服务对象自杀意念时的指引

1. 两种类型的自杀风险：

- **计划在短期内自杀。**这些人不是 PM+ 服务的对象。他们应立即被转介给专业人士。

- **没有计划在短期内自杀，但可能存在自杀风险。**这些服务对象可能有自杀想法，但表示没有计划在短期内采取行动。他们可能有，也可能没有自杀意念、计划或自杀企图，这些人可以成为 PM+ 的服务对象。如有疑问，请征询您的督导师的意见。

2. 如何提问：

- 向所有目前情绪低落或感到绝望的服务对象询问关于自杀的问题。

- 避免使用间接的词语，以免服务对象误解。

- 如果服务对象对这些问题感到不舒服，您可以让他们知道您必须问每个人这些问题，因为清楚地了解他们的安全状况非常重要。

3. 回应计划在短期内自杀的服务对象：

- 您必须与您的督导师始终保持联系。

- 创建一个安全并具备支持性的环境。

- 如果可能，移除服务对象可能用于伤害自己的物品。

- 不要让服务对象独处，在任何时候都要有照护者或工作人员陪同。

- 如果可能，在他们等候时为他们提供一个独立、安静的房间。

- 关注服务对象的精神状态和情绪困扰。（例如，运用基本助人技能。）

PM+ 疏导中，对于有自杀意念的服务对象的处理

　　在 PM+ 期间，有些服务对象可能有结束生命的想法，但尚未有短期内付诸行动的计划。"PM+ 利弊分析表"（见手册第五章或附录 G 中的"第一次会面"部分）是帮助服务对象管理这些想法并思考活下去的理由的好方法。这阶段的重点是讨论活下去和不活下去的理由。您的任务将是温和地帮助受助对象提出重要的、活下去的理由，让他们意识到寻死的理由很可能只是短暂的。（例如，导致他们有自杀意念的抑郁状况是可以改善的。）

　　请从询问服务对象为何认为自己死了会更好开始，然后讨论他们活下去的理由。

提问范例：

• 此刻，是什么让您活着？

• 您是否为了家人或朋友而活着？

• 生活中有没有事情是令您享受的？最近有吗？很久以前有吗？

• 您一直都有自杀的想法吗？如果不是，您过去曾喜欢过什么？

• 您对未来有什么期望？（帮助他们思考解决实际问题、减轻情绪问题等。）

• 如果您没有遇到目前的问题，不再活下去的想法会有所改变吗？

• PM+ 旨在帮助您更好地管理和减少这些问题。如果您参与 PM+ 疏导，且您的问题得到改善，这是不是一个活下去的好的理由呢？

在聆听服务对象的回答后，请总结他们想活下去和不想活下去的主要原因，并强调活下去的理由。您可以重复之前服务对象在"PM+ 利弊分析表"中提出的参与 PM+ 疏导的原因。请记住，在整个疏导过程中，您可以在任何时候引用该表。

附录 E：给服务对象的资料表

下面几页内容是各项 PM+ 策略的资料表：

• 压力管理

• 问题管理

• 采取行动，持之以恒

• 加强社会支持

• 每周日程表

您应在教授服务对象新策略时使用这些资料表，例如在教授"问题管理"时，向他们展示相关的资料表。您也可以用日程表来记录服务对象完成各项活动（包括"压力管理"的练习、"问题管理"的行动计划、"采取行动，持之以恒"和"加强社会支持"中的活动）的时间。确保每次会面结束时给服务对象相关的资料表，这样他们就可以在两次会面之间和 PM+ 疏导结束后使用这些资料表来提醒自己各项策略。

压力管理练习

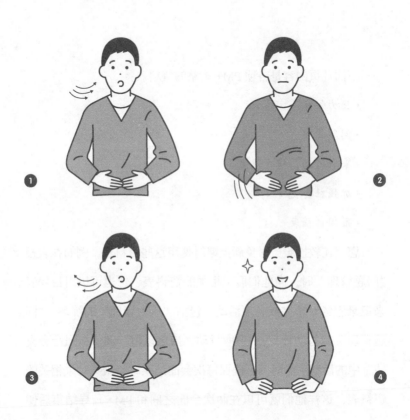

问题管理的步骤

	列出问题
	选择一个问题
	界定问题
	头脑风暴 （Brainstorm）
	选择和确定有帮助的方案
	行动计划
	回顾

采取行动，持之以恒：不参与活动的恶性循环

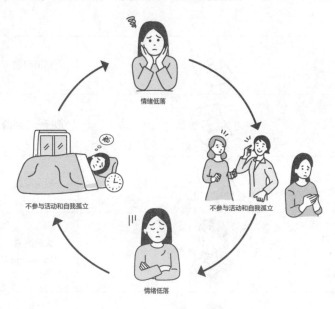

加强社会支持

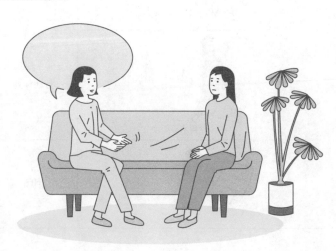

每周日程表

时间	周一	周二	周三	周四	周五	周六	周日
上午 7:00~10:00							
上午 10:00~12:00							
中午 12:00~ 下午 14:00							
下午 14:00~17:00							
下午 17:00~20:00							
晚上 20:00~23:00							

附录 F：想象如何助人——案例研究

以下是在第五次会面中"想象如何帮助他人"所使用的案例。[1]我们建议您选择几个不同的例子，并且选择与服务对象本身经历相似的案例。您也可以使用服务对象提出的案例（例如其家人或朋友的案例）。

案例 1

> （×××）是一名 30 多岁的男士。他住在一个非常危险、充满暴力的村子里。他的妻子在六个月前被杀，现在他只能独自照顾三个孩子。因为他拒绝离开家，也无法好好照顾他的孩子，所以他的母亲最近搬来和他一起住。他不再与朋友见面，大多数时候他也不起床，因为没有规律地进食体重大幅下降。他感到非常孤独，但不知道如何帮助自己。

---

[1] 可以对案例进行修改，使其更适合当地的情况。

最有效的策略包括：

1. 采取行动，持之以恒

请提醒服务对象，"采取行动，持之以恒"这个策略适用于应对情绪低落、感觉非常疲倦并缺乏活动的情形。在这种情况下，案例中的这位男士正在经历各种类型的情绪问题（即感觉孤独、频繁哭泣、退缩或自我孤立、不能规律进食，以及无法照料孩子），而"采取行动，持之以恒"对他来说是最有效的。

请您的服务对象尽可能多地告诉您，有关"采取行动，持之以恒"他们所知道的。您要留意聆听他们有没有提到下列内容：

- 通过开展更多已有的活动或引入新的活动，以增加其活动量
- 不同类型的活动——令人愉悦的和任务导向型的活动
- 不同活动的例子
- 把活动分拆成小任务，这样更容易处理
- 从一个或两个活动开始，随着时间的推移逐渐增加他们的活动数量

如他们没有提到上述要点，那么请尝试通过询问类似的问题进行引导，例如：

您还记得我们一开始是直接让您完成所有家务，还是先从一个具体的小任务开始的吗？

2. 加强社会支持

"加强社会支持"是第二项有助于案例中这位男士的主要策略。

请服务对象思考为什么这可能是一个有用的策略。您期望听到的回应应该是这样的：

因为他孤立了自己，并且未能独自妥善地解决问题。

请您的服务对象尽可能详细地形容这项策略。您要留意聆听他们有没有提到以下几项：

- 不同类型的社会支持，包括向别人倾诉问题，寻求实际帮助，与特定机构联络以获得支持或信息，花时间与他人相处，但不一定是讨论问题

- 选择他们信任的人

- 通过先分享少量信息，逐渐与人建立信任

如他们没有提到以上要点，尝试通过问这样的问题来提示他们，例如：

这位男士如何知道自己是否可以信任那个人呢？

您也可以告诉服务对象，案例中的男士也有可能是因为自我孤立，不离开居所而导致的实际问题，因此，"问题管理"策略可能也有帮助。在这种情况下，您也可以就此案例讨论"问题管理"策略。

案例 2

> （×××）是一名 30 岁的女士，她抱怨说自己与婆婆为分担家务持续发生争执。她害怕争吵会恶化并给她的婚姻带来问题。她抱怨全身疼痛，睡不着觉。她说自己无法停止思考这个问题，而且她也不知道该如何处理。

最有效的策略包括：

1. 问题管理

请鼓励服务对象思考为何这种策略可能对案例中的女士有帮助。您期望听到的回应是这样的：

这位女士正经历一个现实问题，而问题管理是一个有助于解决这类问题的策略。

请服务对象尽可能详细地描述这个策略。您要留意聆听他们有没有提到以下几项：

• 把问题归类为可解决的、无法解决的或不重要的

• 尽可能具体地界定（可解决的）问题

• 尽可能地想出可行的解决办法，越多越好

• 选择最有帮助的解决方法

- 计划如何行动

- 回顾所选择的方法的有效性，并重复执行步骤以继续解决
  问题

2. 压力管理

请鼓励服务对象思考为什么这种策略对案例中的女士有所帮助。倾听这样的回应：

这位女士正在经历压力和身体问题，而这个策略可能有助她更好地处理这些问题。

请服务对象尽可能详细地描述这个策略。您要留意聆听他们有没有提到以下几项：

- 如果身体紧张，放松身体（包括摇动身体和四肢、转动肩膀、轻轻地从一边到另一边移动头部）

- 腹式呼吸（呼吸的同时，推动腹部向内、外起伏）

- 减慢呼吸速度，用 3 秒吸气和 3 秒呼气

- 定期练习此策略，当服务对象感到有压力、身体不适时也使用此策略

案例 3

> 　　（×××）是一名 50 多岁的女士，她在探访年迈的母亲时遭到一群年轻人的袭击。该地区的暴力事件非常罕见，而警察认为她"只是非常不幸"。然而，这位女士对再次遭到袭击非常害怕，上个月一直避免去看望她的母亲。她开始孤立自己，而且不再与朋友们会面。

最有效的策略包括：

1. 加强社会支持

请服务对象思考为什么这可能是有效的策略。听听这样的回应：

　　因为这位女士正在孤立自己，所以"加强社会支持"对她来说将是一项有效的策略。

　　请服务对象尽可能详细地描述这个策略。您要留意聆听他们有没有提到以下几项：

- 不同类型的支持，包括向别人倾诉问题、寻求实际帮助、与特定机构联络以获得支持或信息，以及花时间与他人相

处但不一定提及问题

- 选择他们信任的人

- 先通过分享少量信息来逐渐与人建立信任

如服务对象没有提出以上要点，请尝试以问题加以提示，例如：

这位女士如何知道自己可否信任对方？

2. 问题管理

这也有助于处理这位女士探望她母亲的问题。请鼓励服务对象说出任何以下步骤：

- 把该问题归类为可解决的、无法解决的或不重要的

- 尽可能具体地界定（可解决的）问题

- 尽力想出可行的解决办法，越多越好

- 选择最有效的解决方法

- 计划如何行动

- 回顾所选择的方法的有效性，并重复步骤以继续解决问题

在讨论如何处理探望她母亲的问题时，您的服务对象可能会建议她加强自己的社会支持（例如，与一位可信的朋友一起去探望她的母亲）。这将非常有帮助。您应鼓励服务对象详细地描述这个策略。

3. 压力管理

当案例中的这位女士开始再次外出时（或在制订和执行她的问题管理行动计划时），压力管理有助于她在有压力的情况下保持冷静。请鼓励您的服务对象列举以下任何步骤：

- 如果身体紧张，那么就放松身体（包括摇动身体和四肢、转动肩膀、轻轻地从一边到另一边移动头部）
- 腹式呼吸（呼吸的同时，推动腹部向内、外起伏）
- 减慢呼吸速度，用 3 秒吸气和 3 秒呼气
- 定期练习该策略，每当服务对象感到有压力和身体不适时也使用此策略

案例 4

> （×××）是一名年轻女士，她的丈夫曾入狱数年。自那时候开始，她丈夫的情绪越来越糟。大部分时间里他都感到失落，并觉得很难去工作，这给这位女性带来了压力，而她也留意到自己不再想花时间与她的丈夫或朋友相处。她对以前喜欢做的事失去了兴趣，比如照顾家禽和散步。她对自己和丈夫的处境感到非常绝望，也不知道如何改善。

最有效的策略包括：

1. 采取行动，持之以恒

在这个案例中，您或您的服务对象需将"采取行动，持之以恒"作为处理此案例的策略之一。请他们解释为什么这个策略可能会有帮助，努力去找诸如这样的回应：

"采取行动，持之以恒"能处理这位女士的一些问题，例如大多数时候感到悲伤、感到非常疲倦、无法像之前那样做事，包括去工作或去参与愉快的活动。

请服务对象尽可能多地向您讲述他们对"采取行动，持之以恒"的了解。您要留意聆听他们有没有提到以下几项：

- 通过继续已经在开展的活动或引入新的活动，来增加他们的活动数量

- 不同种类的活动，包括令人愉快的和以任务为导向的活动

- 不同活动的例子

- 把活动拆分成小任务，使其更易于处理

- 先从一两项活动开始，随着时间的推移逐渐增加他们的活动

如果您的服务对象没有提出以上要点，请尝试以问题加以引导，例如：

您还记得我们最初是先让您完成所有家务，还是只从具体的小任务开始的吗？

2. 加强社会支持

"加强社会支持"也可能有助于案例中的这位女士管理她的问题。请服务对象思考为什么这可能是个有用的策略。您的服务对象可能在"采取行动，持之以恒"中提到了这个策略。（例如，他们已建议这位女士开展一些愉快的活动，比如再次与朋友见面。）如果发生这样的情况，请告诉服务对象这是很好的提议，但要提醒他们将该活动作为"加强社会支持"的一部分进行讨论，并请他们为"采取行动，持之以恒"选择不同的活动。

请服务对象尽可能详细地向您描述这个策略。您要聆听他们有没有提到以下几项：

- 不同类型的社会支持，包括向别人倾诉问题、寻求实际帮助、联系特定机构以获得支持或信息，以及花时间与他人相处但不一定提及问题
- 选择他们信任的人
- 通过先分享少量资料逐渐与人建立信任

您还可能会指出，一旦这位女士开始觉得她正在更好地处理自己的问题，她可能会更加支持她的丈夫。

附录 G：PM+ 疏导步骤

PM+ 疏导步骤是一个会面指南，助人者可以在与服务对象会面时使用它。它包括助人者完成每次会面所需的所有信息，包括教授策略时需要传达的重点，以及助人者与服务对象对话的参考文本。助人者的对话参考文本提供了如何解释或教授策略的建议。虽然您不需要完全依照参考文本进行对话，但建议您尽可能跟随参考文本，因为它们是以帮助服务对象理解策略的方式编写的。

注：PM+ 推行前的评估应在第一次 PM+ 会面前大约 1~2 周单独预约完成。

第一次会面

会面目标：

1. 介绍及保密协议（5 分钟）

2. PM+ 推行期间的 PSYCHLOPS 评估和整体回顾（10 分钟）

3. 什么是 PM+ 疏导？（20 分钟）

4. 了解逆境（30 分钟）

5. 压力管理（20 分钟）

6. 设置练习任务并结束本次会面（5 分钟）

1. 介绍及保密协议（5分钟）

请向服务对象介绍您自己。

请提醒他们有关保密协议的内容。比如，您可以说：

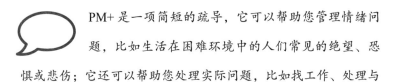 我的名字是（×××），我是一名（请给出您的角色，如健康工作者或社会工作者）。在接下来的五周里，我会和您一起工作，指导您完成 PM+ 疏导。在我们开始谈论 PM+ 或您的一些个人困难之前，我想提醒您，您在我们会面中所说的一切都将保密。我不能向任何人，包括您的家人，提及您在会面中谈到的任何事。我唯一可以与之谈到您的人就是我的督导师。他们接受过专业训练，而他们的任务是确保您从我这里得到最好的帮助。其次，如果您有自杀的风险，我必须告诉督导师，这样我们才能确保您的安全。

用于回答服务对象特定问题的附加对话

解释 PM+ 疏导是什么（它将处理哪些问题）：

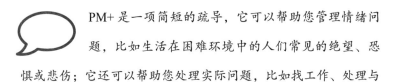 PM+ 是一项简短的疏导，它可以帮助您管理情绪问题，比如生活在困难环境中的人们常见的绝望、恐惧或悲伤；它还可以帮助您处理实际问题，比如找工作、处理与

他人的冲突等。

对服务对象的期望：完成评估（请说明您将要进行的评估次数，例如 PM+ 推行前的评估、PM+ 完成后以及后续的评估）、参与五次会面、完成家中的练习任务（即在会面之间练习所学的策略）。

请说明您不会为他们提供药物：

在 PM+ 疏导中，我们不会为您提供任何药物，我们关注的是教您如何使用策略，帮助您改善情绪和实际问题，这意味着您不需要服药。

请说明他们不会从参与中获得任何报酬 / 物质收益：

在 PM+ 疏导中，您将得到我的帮助，来改善您的情绪和实际问题，但我们不会给您金钱或其他形式的报酬。您仍有兴趣参与 PM+ 疏导吗？

注：如果您能够为服务对象提供某种形式的补偿（比如交通费），请向他们说明这一点。

2.PM+ 推行期间的 PSYCHLOPS 评估步骤（附录 B：5~10 分钟）

3. 什么是 PM+?（20 分钟）

> **要点包括：**
>
> • PM+ 疏导策略有助于管理实际问题（比如失业、住房问题、家庭冲突）和情绪问题（感觉悲伤、绝望、担忧、压力等）。
>
> • 会面为期 5 周，每周一次。
>
> • 每次会面为 90 分钟。
>
> • 教授四种策略。
>
> • 如果服务对象能完成所有会面，PM+ 效果最佳。
>
> • 为了使 PM+ 充分地发挥效用，服务对象应该在各次会面之间练习策略。

　　我们将一起学习一些策略，以帮助您克服您今天告诉我的那些困难。包括今天的会面，我们共将会面5次，每周一次，每次时长大约90分钟。在这些会面中，我将教您不同的策略，我们也会有时间进行练习。我鼓励您在两次会面之间练习这些策略，这样您就可以开始改变生活中的问题，学会如何成为自己的帮助者。

　　我将教您的策略将有助于您减轻和管理您认为最痛苦的问题（请为服务对象指出这些问题是什么）。我会教您一些策略来帮助您处理实际问题，提高您的活力，减少您的压力和焦虑感，并增强您的社会支持。研究证明，这些策略中的每一项都对处于与您相似的情况的人非常有帮助。

　　在接下来的几周中，如果每次会面您都能参加，PM+疏导的效果将是最好的。不过我也理解，如果您感到非常焦虑或抑郁，或者身体不适，或者需要处理家庭或社区责任，参与会面对您来说可能有困难。因此，我想先跟您达成约定——您将与我讨论此事，而不是不出现或者回避会面。① 这是因为我想让您充分运用我们在一起的时间。我不希望您在和我讨论参加会面的问题时感到不舒服，我也不会生气或不高兴。您觉得这样行吗？参加所有会面对您来说有什么困难吗？

_____

① 您需要根据当地情形来调整服务对象与您联络的方式。比如，服务对象可能无法打电话给您，对此您应该做其他安排。

（如果服务对象表示，参加所有的会面对他们来说可能有困难，请花些时间处理这些问题，例如选择一个更合适的地点、时间、日期等。）

参与 PM+ 的利弊分析

请从下表中选择 1~2 个问题，帮助服务对象思考愿意参与 PM+ 的理由和不愿意参与 PM+ 的理由。

愿意参与 PM+ 的理由（优势）	不愿意参与 PM+ 的理由（劣势）
很多人都从这项疏导中受益	我也明白参与这样的服务对有些人来说是个挑战
• 您认为您个人会从 PM+ 中得到什么？ • 如果您参与 PM+，您的生活会有什么改善？ • 您认为您将来能做到哪些您现在做不到的事？ 　- 家务（例如：清洁、烹饪） 　- 照顾自己（例如：起床、洗澡、更衣） 　- 令人愉快的活动（例如：朋友聚会、刺绣、饲养家禽） • 如果您的情绪问题减少了，这会给您生活的其他方面带来好处吗？ 　- 例如您的人际关系、工作、其他职责 • 如果您的情绪得到改善，您的日常生活又会是怎样的呢？	• 参与 PM+ 会给您带来什么问题？ • 如果您参与 PM+，您将不得不放弃或失去什么？ • 参与 PM+ 会减少您与家人相处的时间吗？ • 参与疏导会让您无暇顾及其他重要职责吗？ 例如： • 减少做家务的时间 • 需要照顾孩子 • 可能在做临时工 • 放弃私人时间 • 参加 PM+ 会面的路程很远

总结愿意参与 PM+ 和不愿意参与 PM+ 的理由：

因此，虽然参与 PM+ 疏导可能有一些不利之处（从

"利弊分析表"中列举服务对象给出的具体例子），

但 PM+ 疏导也会为您带来更多的好处（请指出服务对象所给的

例子），是这样吗？现在，您对于 PM+ 疏导已经有了更多的了解，

您今天想要承诺参加吗？我还要强调一下，即使您今天做出了参

与的承诺，这也是自愿的。这意味着，如果您想要退出，您可以

在任何时间退出 PM+ 疏导。

4. 了解逆境（30 分钟）

目标：

1. 提供关于面对逆境常见反应的信息。

2. 让服务对象知道他们在逆境下的反应是正常的，因为很多
   服务对象担心自己的反应是软弱、病态或疯狂的表现。

3. 讨论 PM+ 如何让服务对象通过学习有效的策略，帮助自
   己管理和克服这些问题。

要点：

• 我们所说的"逆境"是指任何让您感到压力或困难的
  生活经历。

- 比如，生活在贫困中、身边亲近的人生病或去世、受到自然灾害或战争的影响
- 人们面对逆境会有各种不同的反应。
  - 比如，极度恐惧、绝望、极度悲伤、疲倦、严重头痛
- 这些感觉和反应给人们的生活带来了问题。
  - 比如，赖床、难以完成家务等日常事务、与家人发生冲突、不能外出或不再享受愉悦的活动
- 对于大多数人来说，这些反应会随着时间的推移而减弱。
- 然而，对一些人来说，这些感觉难以摆脱。
- 学习管理这些情绪的策略是有帮助的。

现在，我想花点时间跟您讨论为何您可能会遇到我们刚刚谈到的问题，以及这项疏导将如何帮助您管理和克服这些问题。

当人们生活在困难的环境中，经历压力事件时，大多数人通常会经历一系列不同的情绪，如强烈的恐惧、哀伤、极度的悲伤和过度绝望。有些人甚至形容自己完全没有任何情绪或感觉麻木，或者出现您刚才描述的感觉，例如（请重复一些服务对象之前提到的主要情绪），这是很常见的。

人们有这样的反应是有原因的。在生命受到威胁时，我们的身体构造旨在让我们活下来。所以，当我们认为自己处于危险中时，我们的身体会以极度警觉的方式做出反应——这样您就可以注意并避免危险。这些反应帮助我们在必要时逃跑或战斗。

对许多人来说，这些问题和反应会随着时间推移而消失，但是，对一些人来说，这种感觉还会持续。然后，它们可能会影响到我们的日常生活，比如做家务或工作。例如，长期的极度悲伤会导致人们将自己与家庭和社区成员隔离。绝望感会令人失去工作的动力。

（如果可能，请举例说明服务对象的问题如何给他们的生活造成困扰。）或者如您刚才所描述的……

从这些例子中，我们可以清晰地看到，随着时间推移，这些感觉会给生活带来许多困扰。在 PM+ 疏导中，我们有办法帮助您感觉更好。我希望在接下来数周内我教给您的策略足以帮助您感觉好一些。

所以，今天我想请您了解的第一点是，很多处于您这种情况的人都会经历情绪困扰和实际困难。您正在经历问题并不是您软弱的标志，您也不应该为您所经历的事情而受到责备。事实上，从非常具有挑战性的经历中生存下来，您展现出了非凡的一面，您也勇敢地与我探讨您的经历。我相信这不仅对改善您自己的生活很重要，而且对于您的家人和社区的生活和未来也很重要。在您积极参与 PM+ 疏导的过程中，您可能会感觉更好，也能够比现在更好地融入家庭和社区生活。

5. 压力管理（20 分钟）

目标：

1. 如果服务对象希望家人或朋友在场，请邀请他们参与。

2. 提供"压力管理"为何有用的信息。

3. 将基本原理与服务对象的问题（例如压力、紧张、身体不适）具体地联系起来。

4. 指导服务对象如何放慢呼吸。

5. 给予服务对象练习的时间。

要点：

• 压力是面对逆境的常见反应之一。

• 压力可以对我们的身体造成短期影响（例如，当我们感到压力或恐惧，我们的呼吸和心率会在短时间内加快）和长期影响（例如，长期的压力可以导致头痛、疼痛或身体不适）。

• 使用比喻的选项：

在使用比喻时请使用道具（例如毛线球、线或钓鱼线）。

- 这些感觉就像一团纠结的毛线球。（展示毛线球。）
  如果我们忽视这些感觉继续生活，毛线会变得更
  加纠结。（把毛线球弄得更纠结。）这可能会导致
  不适和其他身体问题。我今天要教您的策略将帮
  助您解开这团纠结的毛线球。

- 这些感觉可能有点儿像一个弹簧。随着时间推移，
  弹簧变得越来越紧，感觉变得不舒服。我今天要
  教您的策略会帮助您放松那个紧绷的弹簧。

应采取的步骤：

1. 给予指导："压力管理"有助于放松身体和平静心情，
   以减缓压力。

2. 请服务对象释放身体的紧张。（摇动手臂和腿，向后
   转动肩膀等。）

3. 您将教他们放慢呼吸练习。

4. 想象腹中有一个气球，而他们的任务是把"气球"吹
   起来。（如果可以的话，请用真的气球演示。）

   - 也就是说，当他们吸气时，腹部会膨隆。

- 我们的目的是不要做胸式呼吸。（胸式呼吸会使呼吸变浅。）
- 一只手放在腹部，一只手放在胸前可以帮助服务对象进行腹式呼吸而不是胸式呼吸。

5. 向服务对象示范腹式呼吸，然后请他们自己尝试两分钟。

6. 当服务对象能做腹式呼吸后，请他们将注意力集中于减缓呼吸速度。

- 数 1、2、3（请以秒为单位计时），吸气，然后数 1、2、3，呼气。

7. 请大声帮服务对象数呼吸，练习至少两分钟。

8. 继续练习至少三分钟，这一次不需要大声数数。（让服务对象在头脑中数数，跟随时钟或其他节奏呼吸。）

9. 完成后，请与服务对象讨论经验，并处理他们遇到的困难。

很多生活在艰难、危险和压力重重的生活事件中的人会抱怨自己被压力和焦虑压得喘不过气来。对一些人来说，这可能表现为不断有压力性的想法充斥着他们的大脑。其他人则可能会以一种非常生理性的方式经历压力或者焦虑——他们可能会感到紧张，发现自己呼吸太快或心跳比正常的快很多。如果您经历了这些感觉，您首先要知道您的身体这样反应是安全的，这一点非常重要。实际上，您的身体就是为此而设计的。如果您的生命真的受到了威胁，这些身体反应能让您做出迅速的响应——换言之，您要么快速逃跑，要么反击。但不幸的是，对您来说，这些身体感受非常不舒服，当您没有处于危及生命的情况中时，这样反应也没有必要。这些感觉可能有点儿像弹簧。弹簧会随着时间变得越来越紧，变得让人不舒服。我今天要教您的策略将帮助您放松那个紧绷的"弹簧"。这可能不会立刻见效，但持续练习会帮助那"弹簧"逐渐放松，直到您感到更放松和平静。

我将教您如何以一种放松身心的方式呼吸。您可能需要一些练习才能真正感受到它的益处，因此我们会在每次会面结束前进行练习。

这项策略专注于呼吸的原因是，当我们感到压力时，我们的呼吸通常会缩短和加快。这会导致我之前提到的许多其他不舒服的感觉，比如感觉紧张。因此，放慢呼吸能缓解紧张的感觉。

在我们开始之前，我想让您的身体更为放松，请动一动您的肩膀和腿，让它们更加松弛。请向后转动肩膀，轻轻地将头转向两侧。

现在请把您的手放在腹部。请想象您的肚子里有一个气球，当您吸气时，您会把"气球"吹起来，这样您的腹部会膨隆。当您呼气时，空气会从"气球"中呼出，这样您的腹部会变平。请先看我示范。我会先呼气，把我腹中所有的空气呼出。（请示范腹式呼吸，试着夸大腹部的起伏，重复示范至少 5 次。）

好的，现在请您试着和我一起练习腹式呼吸。请记住，我们从呼气开始，先把所有空气呼出，然后再吸气。如果可以的话，请试着用鼻子吸气，用嘴呼气。（请与服务对象一起练习至少两分钟。）

很好！现在第二步是放慢您呼吸的速度。我们要用 3 秒钟吸气，3 秒钟呼气，我来帮您数着。好，吸气，1、2、3。呼气，1、2、3。您注意到我数得多慢了吗？（重复大约两分钟。）

非常好！现在当您自己练习时，不用太在意是否恰好保持了 3 秒，您只需要尽您最大努力放慢呼吸。记住，当您有压力时，您会呼吸得很快。

好，接下来几分钟请您自己尝试练习。

请让服务对象自行尝试练习放慢呼吸至少两分钟。您可以数一数他们的吸气和呼气，从而判断他们是否做得太快。随后请花些时间讨论他们遇到的任何困难。

您觉得自己做得如何？试图让呼吸保持在较慢的速度是否更困难？

压力管理的有用提示

服务对象尝试自己练习放慢呼吸时，可能会出现一系列不同的问题。下面是他们可能遇到的常见问题列表。请始终与您的督导师讨论如何处理服务对象在练习策略时遇到的问题。

问题	解决办法
服务对象对于正确地呼吸过于担心（例如想尽力保持3秒呼3秒吸，或保持腹式呼吸）	• 鼓励服务对象不要过于担心是否已严格遵循相关说明 • 帮助他们理解这一练习的主要目的只是以最适合自己的方法放慢呼吸，这意味着他们不一定必须做到3秒呼和3秒吸，或腹式呼吸 • 一旦他们掌握了如何放慢呼吸节奏，他们就可以尝试计数或腹式呼吸
服务对象处于极大的焦虑或压力中时，他们无法放慢呼吸	• 让服务对象知道，马上做到对于任何人甚至是助人者来说，都是很困难的 • 花点儿时间帮助服务对象识别出他们感到焦虑或压力的早期迹象，这样他们就可以更早开始放慢呼吸 • 如果这对他们来说太难，请帮助他们安排一天里的特定时段来练习放慢呼吸，以使他们学会在变得过于焦虑前运用这个方法
过分专注于呼吸，反而会令服务对象加快呼吸速度，感到更焦虑	• 帮助他们专注于时钟的秒针跳动（或是歌曲中的音乐节拍），跟着时钟的计数节奏呼吸，而不是只专注于呼吸
他们也可能会有轻微的头晕眼花的感觉，或觉得自己正在失去控制	• 提醒他们这些感觉是安全的，他们并没有失去控制 • 鼓励他们专注地呼出空气（只是呼气），然后让吸气自然地发生（或自行发生） • 然后他们可以重新关注整个呼吸过程（吸气和呼气）

6. 在会面之间练习策略及结束会面（5 分钟）

请鼓励服务对象尽可能有规律地进行放慢呼吸的练习。请与他们讨论以找出一个练习这项策略的好时机，即他们不会被打扰或分心的时候。

请跟服务对象讨论如何使用提示来放慢呼吸。方法可以包括：

- 在手机上设置提示功能；
- 练习的时间表要与社区活动或用餐时间相配合；
- 让朋友或家人提醒他们。

第二次会面

会面目标：

1. PM+ 推行期间的 PSYCHLOPS 评估和整体回顾（5 分钟）

2. 介绍"问题管理"策略，并帮助服务对象处理主要问题（70 分钟）

3. 练习"压力管理"（10 分钟）

4. 设置练习任务并结束会面（5 分钟）

1.PM+ 推行期间的评估和整体回顾（5分钟）

　　请服务对象进行 PSYCHLOPS 评估（疏导期间版本，见附录B）。根据他们的回答，用会面最初几分钟回顾过去一周的整体情况。此外，请简要回顾上周他们放慢呼吸练习的情况。请与他们讨论并尝试克服他们在使用这项策略时遇到的任何困难。

　　回顾并讨论他们对上次会面提出的任何问题。

　　回顾并讨论他们在过去一周中练习压力管理的情况。请参阅第一次会面中的"有用提示"列表，对他们遇到的困难做出回应。

2. 问题管理（70分钟）

　　目标：

　　1. 提供"问题管理"如何帮助服务对象的信息。

　　2. 教授使用这个策略的步骤。

　　3. 将这项策略应用于评估中确定的最令服务对象困扰的问题。（请使用"问题管理"资料表——附录 E。）

　　4. 制订一个计划，帮助服务对象在未来一周中处理该问题。（请使用日程表、资料表——见附录 E）。

问题管理的步骤

步骤	描述
1. 列出问题	• 列出可解决（可影响或更改）和不可解决（不能影响或更改）的问题
2. 选择一个问题	• 首先选择一个比较容易（可解决）的问题
3. 界定问题	• 选择问题中具有实际意义并且可以在一定程度上受到控制或影响的要素 • 对问题的解释尽可能具体和简短 • 尽量不要包含多个问题 • 如果一个问题包括很多部分，请将其分解并分别处理每个部分
4. 头脑风暴（Brainstorm）	• 首先鼓励服务对象尽量想出问题可能的解决方案，越多越好。在这个阶段，不必担心方法是好是坏 • 请服务对象思考自己能做些什么，也想想谁能帮助他们管理部分问题 • 考虑现有的个人优势、资源或支持 • 尝试鼓励服务对象想出解决方案，而不是直接给出解决方案（如果您想给建议，请记住先询问他们会对朋友说些什么）
5. 选择和确定有帮助的方案	• 从潜在的解决方案列表中，选出最有利于处理问题的方案 • 有帮助的方案不会给服务对象或他人带来什么坏处 • 有帮助的方案需要有可操作性。例如，服务对象需要具有足够的资金、其他资源或能力来实施该方案 • 您可以选择多个解决方案

（续表）

步骤	描述
6. 行动计划	• 制订一份关于服务对象将如何以及在何时实施解决方案的详细计划 • 帮助他们选定执行计划的日期和时间 • 如果有多个解决办案，请帮助他们选出最先尝试的方案 • 讨论他们执行计划所需的资源（例如金钱、交通、他人的协助等） • 建议使用辅助工具，以提醒服务对象执行计划（备注、日程表、计划活动以配合用餐或其他常规活动）
7. 回顾	• 此步骤在服务对象尝试执行计划后的下一次会面中进行 • 讨论他们做了什么，以及这对最初的问题有什么影响 • 讨论他们在执行该计划时遇到的困难 • 考虑到他们上周完成计划的进度，讨论并计划他们下周可以做些什么以继续影响和管理问题

介绍"问题管理"

今天我们将会从您说的最令您担心的问题开始。（说出该问题，并与服务对象核对是否仍想先处理这个问题。）

我们解决任何问题的出发点，都是确定它的哪些部分是实际可操作的。（您可能需要在第一时间告诉服务对象哪些部分是实际可操作的。）

我今天要教您的策略将帮助您处理问题中实际可操作的部分，它被称作"问题管理"。我们的目标是看看您可以处理或影响问题的哪些部分。您可能并不总是能解决整个问题，但您可能会在一定程度上影响它，或者改变您对问题的反应方式，这有助于减少负面情绪。（请具体说明服务对象的负面情绪。）

请与服务对象一起熟悉"问题管理"的每个步骤。请确保您清楚地解释了每一个步骤的目的。（您可使用"问题管理"资料表。）

3. 压力管理（10 分钟）

请与服务对象一起练习放慢呼吸，并帮助他们克服在实践这一策略时遇到的任何问题（例如专注于腹式呼吸，或专注于放慢呼吸的速度，等等）。

4. 在会面之间练习策略及结束会面（5 分钟）

请鼓励服务对象实践"问题管理"的计划，并继续练习"压力管理"。请把"问题管理"资料表（附录 E）给服务对象，以便帮他们记住如何按照步骤和日程资料表（见附录 E）来实施未来一周的行动计划。

第三次会面

会面目标：

1. PM+ 推行期间的 PSYCHLOPS 评估和整体回顾（5 分钟）

2. 回顾"问题管理"（35 分钟）

3. 介绍"采取行动，持之以恒"（35 分钟）

4. 练习"压力管理"（10 分钟）

5. 设置练习任务，并结束会面（5 分钟）

1.PM+ 推行期间的评估和整体回顾（5 分钟）

为服务对象提供 PSYCHLOPS 评估（疏导期间版本，见附录B）。根据他们的回应，在会面最初的几分钟回顾过去的一周，并讨论有关策略的任何进展。

回顾并讨论他们可能对上次会面提出的任何问题。

回顾并讨论他们过去一周里练习压力管理的情况。请参阅第一次会面中的"有用提示"列表，以回应他们遇到的任何困难。

这次会面的大部分时间将用于回顾服务对象实践"问题管理"计划的情况（约 35 分钟）和介绍"采取行动，持之以恒"（约 35 分钟）。

2. 回顾 "问题管理"（35 分钟）

在回顾 "问题管理" 时，请考虑以下事项：

- 如果服务对象没有完成他们的行动计划，请讨论是什么阻止了他们这样做，以及他们可以克服这个问题并在下周完成任务的方法（例如分配时间来完成任务，找到一个可信赖的人来帮助他们想出不同的解决方案，等等）。
- 讨论他们在完成行动计划时所面对的任何困难或障碍。
- 如果服务对象完成了整个或部分行动计划，请与他们讨论结果，并探讨这些结果如何改变了原有的问题。回顾 "问题管理" 策略，以确定更有用的解决方案（从第 3 步开始）。
- 请鼓励服务对象把 "问题管理" 应用于他们所遇到的其他问题。他们或者可以用个人时间进行（并在每次会面的回顾部分讨论进展），或者如果时间充裕，您可以和他们一起完成 "问题管理" 的七个步骤。

3. 采取行动，持之以恒（35 分钟）

目标：

1. 向服务对象解释逆境会导致人们陷入情绪低落和不参与活动的恶性循环中。

2. 再次向服务对象保证情绪低落和不参与活动的问题并不少见。

3. 教导服务对象通过"采取行动，持之以恒"变得活跃，这可以打破这种情绪低落及不参与活动的恶性循环。

4. "采取行动，持之以恒"能改善情绪，也可以让人们在解决实际问题时更有信心。

人们在情绪低落时会减少参与的活动，例如：

• 令人愉快的活动（如他们曾经喜欢的活动）

• 社交活动

• 日常生活的基本活动，包括：

  - 家务（如清洁、整理房屋、购买食物并做饭、照顾孩子）

  - 就业活跃度（如减少工作量，严重的甚至不再定期工作或根本不再工作）

  - 照顾自己（如起床、更衣、定期洗澡和用餐）

这个策略的目标是什么？

该策略主要用于改善服务对象在活动较少时所陷入的不参与活动的恶性循环。这种不参与活动的行为会导致情绪持续低落，使他们无法继续从事任务和活动。服务对象经常会说："当我想做（某件事）的时候，我便会做。"

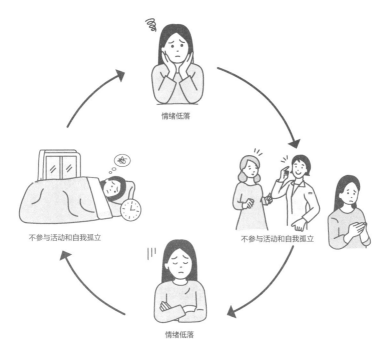

图 G-1　采取行动，持之以恒：不参与活动的恶性循环

您要做些什么？

"采取行动，持之以恒"策略旨在打破这种恶性循环并改善服务对象的情绪，不论服务对象情绪如何，都让他们再次参与令人愉快的、以任务为导向的活动。

提示：

- 如果服务对象希望家人或朋友在场，请邀请他们参与。他们或许能鼓励并支持服务对象重新开始活动。
- 具体说明服务对象将在下周进行的任务或活动。

- 为服务对象设定非常小的目标来实现。（因为他们缺乏动力，而且可能自尊水平较低，所以您希望他们能够实现目标。）

- 如有需要，请使用活动列表作为指南。

- 请协助服务对象选择他们最不容易分心的时间和日期，以及他们最不会感到疲倦或绝望的时候（例如，孩子们上学后的早晨）来完成活动或任务。

- 使用日程资料表（见附录E）。

- 使用其他提醒。（如果服务对象有手机，可在手机上设置提示；使任务配合社区活动或用餐的时间；或者邀请朋友或家人提醒他们。这些都是帮助服务对象完成任务的好方法。）

- 专注于让人们恢复常态，以便使他们富有成效。

- 请不要误以为这项策略只是为了让服务对象开心。很多情况下，服务对象几乎没有机会获得积极的体验，让服务对象保持积极并有所成就仍然是非常有用的。

- 向服务对象提供"采取行动，持之以恒"资料表（见附录E）。

要点：

- 逆境会改变服务对象的情绪——他可能会感到非常悲伤和绝望。
- 随着时间的推移，如果服务对象的情绪长期没有改善，他会感到失去能量和动力。他可能会发现自己对曾经喜欢的事物失去了兴趣。
- 这可能会启动一个循环，它被称为"不参与活动的恶性循环"。

介绍"采取行动，持之以恒"

在介绍"采取行动，持之以恒"背后的基本理念时，请确保将一般性信息与服务对象的具体问题和陈述相联系——也就是谈谈您是如何看待服务对象的问题导致他们目前回避参与活动的。另外，在向服务对象解释不参与活动的恶性循环时，也请向服务对象提供"采取行动，持之以恒"资料表。

以下是一个标准介绍，您可能希望添加一些与服务对象有关的特定信息，或者想在介绍后才加入更具体的资料（如"从您所告诉我的事情中，我留意到您现在已经停止了做……"）。这取决于您觉得哪种方法让您最自在、最自信。

面对艰难、失落和重重生活压力的人，通常会经历情绪变化，容易感到疲劳。长此以往，如果一个人的情绪没有得到改善，他们常常会开始感到缺乏能量和动力去完成平日里很容易做的事情。他们也可能会发现，自己不再喜欢过去给他们带来快乐的活动。这可能会形成一个恶性循环，使他们的情绪变得低落，从而导致他们更多地回避活动，这会导致情绪进一步低落等等。（给服务对象画出图 G–1 的循环。）

我们称这个循环为"不参与活动的恶性循环"。很不幸，这种不活动的循环会让您困于情绪低落和悲伤中。人们通常会想："当我感觉好一些的时候，我会重新开始做事。"或许，他们认为感觉精力充沛会让人变得活跃，但实际上，只有积极活动才会让人感到精力充沛。所以，很多人直到开始活动起来，才开始感觉好起来。要打破这个循环，您需要重新开始进行一些活动，即使您可能不喜欢这样。请记住，许多人直到开始活跃起来后，心情才有所改善。

对很多人来说，最难的是开始行动。但我可以向您保证，很多人发现，一旦开始活动，他们就更容易坚持下去。

请回想一下您在有这种感觉之前曾经做过的事情。您可以重新开始或者更经常做的愉快的活动是什么？请回想一下，什么是您之前心情较好时会在家里或在工作时定期进行的，而现在却不再进行或很少进行的活动？很好，所以我们现在会花些时间安排这些任务，以便您在下周开始执行它们。

完成"采取行动，持之以恒"的步骤：

1. 帮助服务对象选择下周可能进行的令人愉快的活动和任务。

2. 帮助服务对象将活动或任务分解成非常小且容易管理的步骤。

3. 帮助服务对象安排他们要在下周完成的活动或任务。（日期和时间）

4. 与服务对象讨论有什么提示工具可以用来提醒他们完成活动。

4. 练习压力管理（10 分钟）

与服务对象一起练习放慢呼吸。帮助他们克服自行练习该策略时遇到的任何问题（例如专注于腹式呼吸，或专注于放慢呼吸的速度，等等）。

5. 会面间的练习及结束会面（5 分钟）

请鼓励服务对象实践问题管理的计划和他们在"采取行动，持之以恒"中选择的活动。请确定服务对象收到了"压力管理"、

"问题管理"和"采取行动，持之以恒"资料表（附录 E）。如果有可能，请完成日程表以帮助服务对象记住何时完成他们的任务。

第四次会面

会面目标：

1. PM+ 推行期间的 PSYCHLOPS 评估和整体回顾（5 分钟）

2. 回顾"问题管理"（20 分钟）

3. 回顾"采取行动，持之以恒"（20 分钟）

4. 介绍"加强社会支持"（30 分钟）

5. 练习"压力管理"（10 分钟）

6. 设定练习任务及结束会面（5 分钟）

1.PM+ 推行期间的评估和整体回顾（5 分钟）

请向服务对象提供 PSYCHLOPS 评估（疏导期间版本，附录 B）。根据他们的回答，用会面最初的几分钟回顾过去一周，并讨论有关策略的任何进展。

请回顾并讨论他们在上次会面中可能遇到的任何问题。

请回顾并讨论他们在过去一周练习压力管理的情况。请参阅第一次会面中的"压力管理的有用提示"表格（见第 204 页），以回应他们遇到的任何困难。

2. 回顾"问题管理"（20 分钟）

请参阅第三次会面的说明，以回顾和继续进行"问题管理"。

3. 回顾"采取行动，持之以恒"（20 分钟）

在回顾"采取行动，持之以恒"时，请考虑以下几点：

- 如果服务对象没有完成他们的行动计划，请讨论是什么阻碍了他们这样做，以及他们可以克服这个问题并在下周完成任务的方法，例如分配时间来完成任务，找到一位支持服务对象的人与他们一起参与，安排一位家庭成员在他们完成任务时帮忙照看孩子，等等。
- 讨论他们在完成行动计划时所面对的任何困难或障碍。
- 与完成了任何一项活动的服务对象讨论完成的结果。具体了解这个结果如何影响他们的心情和自信等。
- 回顾"采取行动，持之以恒"策略，并确定服务对象可于一周内完成的新活动或任务，或者增加他们已经开始参与的活动的次数。尝试帮助服务对象选择一系列不同类型的任务和活动（比如，有自我照顾之外的活动）。

• 请确保他们有一份"采取行动，持之以恒"资料表（见附
  录 E）。

4. 加强社会支持（30 分钟）

目标：

1. 提供信息，说明拥有并运用良好社会支持的重要性。

2. 帮助服务对象选定至少一位 / 个可以为他们提供支持的个
   人或者组织。

3. 协助服务对象规划如何加强与所选个人或组织的社会支持。

要点：

• 社会支持有多种形式。

 − 有朋友或家人倾听、理解服务对象，而不是轻视
   或不在意他的担忧和情绪

 − 与相关机构建立联系，为服务对象提供所需的适
   当信息和支持

 − 协助服务对象完成一项困难的任务，或者为之提
   供完成任务的方法（例如开车送他们去某处、借

　　东西给他们等）

　　– 与他人相聚，但不一定讨论问题（例如一起用餐）

　　– 帮助他人（同时不忘照顾自己）

- 当服务对象得到支持时，他们在处理问题和应对逆境时会更自信并充满希望。

- 当服务对象得到支持时，他们会感觉问题更容易处理。

- 与他人分享问题可以帮助服务对象减轻负担。

- 聆听其他人的问题有助于服务对象感到自己并不是在孤独地遭受着痛苦。

- 您可以分享一句反映社会支持理念的谚语，比如"一人计短，二人计长"或"分享快乐，快乐加倍；分享悲伤，悲伤减半"。

介绍"加强社会支持"

在解释这项策略时，您可以向服务对象展示"加强社会支持"资料表。

　　"加强社会支持"对不同的人有不同的含义。对一些人来说，这意味着与他们信任的人分享自己的困难和感受，或者，与朋友或家人共度时光而不谈及问题也可能会有所帮助。对另一些人来说，这意味着向信任的人求取资源，比如完成某些事情所需的工具或知识。而其他人则可能认为这意味着联系社区组织或机构以获得支持，这些支持在减少困难和痛苦方面非常有效。您能想到什么方法来加强您的社会支持吗？

请帮助服务对象决定以什么方式加强他们的社会支持。

例如与他人交流以获得实际帮助，如借用物品，或者与其他机构或社区组织联系。

如果服务对象不确定是否要加强他们的社会支持，即使您有理由相信他们需要这样做，您可能也需与他们进一步讨论：

许多人对与他人谈论自己的问题或者向他人寻求帮助会感到不安。一个原因是他们担心自己的问题会给对方带来负担，但事实往往并非如此。当人们听到朋友向自己提及问题时，人们通常会分享自身的问题，或许他们会倒过来寻求帮助。这可能是因为他们也遇到了类似的问题。很少有人只谈论他们的问题或只寻求帮助。而聆听别人的困难也会很有帮助，这样您可能会对自己在面对的问题有些新看法，尤其是当您认为自己是唯一一个遇到问题的人的时候。

人们不向他人寻求支持的另一个原因是他们没有可以信任的

人。如果您认为您没有可以信任的人，让我们来讨论一下如何找到一位您可以信任的人，好吗？

协助服务对象制订计划，加强他们的社会支持

一旦服务对象确定了至少一个他们愿意向之求助的个人、社区组织或更正式的支持机构，请在以下方面帮助他们：

- 为他们要做的事情制订具体的计划（例如打电话或拜访个人／组织）。

- 确定他们将在哪天进行。

- 询问他们会与提供援助的个人或机构谈论什么，或与他们一起做什么。（例如，谈论一个实际的问题以及这个问题让他们有什么感受，关于正在参与 PM+ 疏导，关于在 PM+ 疏导中您正在和他们一起处理的问题，等等。）您甚至可以安排些时间让服务对象排练他们将与个人或组织讨论的内容。

5. 练习压力管理（10 分钟）

请与服务对象一起练习放慢呼吸，并帮助他们克服在使用这项技术时遇到的某些问题（例如，专注于腹式呼吸，或专注于放慢呼吸，等等）。

6. 几次会面之间策略练习及结束会面（5 分钟）

鼓励服务对象实践"问题管理"、"采取行动，持之以恒"和"加强社会支持"的活动或计划。请确保他们已获得所有策略的相关资料表。请使用日程表，如果这能帮助他们计划何时进行这些活动。

第五次会面

会面目标：

1.PM+ 推行期间的 PSYCHLOPS 评估和总体回顾（20 分钟）

2. 讨论并教授如何保持健康（30 分钟）

3. 想象如何助人（20 分钟）

4. 展望未来（15 分钟）

5. 结束会面，完成疏导（5 分钟）

1.PM+ 疏导期间的评估和总体回顾（20 分钟）

请为服务对象进行 PSYCHLOPS 评估（疏导期间版本，附录 B）。根据他们的回答，用会面最初的几分钟一同回顾过去的一周。请与服务对象讨论他们完成所有行动计划后的体验。因为上次会面刚介绍了"加强社会支持"，请您确保有额外的时间来回顾这项策略。

请回顾并讨论他们在上次会面中可能遇到的任何问题。

2. 介绍"保持健康"（30 分钟）

开始时，请祝贺或称赞您的服务对象参与 PM+ 并为此付出努力：

 您知道，今天是我们的最后一次会面。首先，我想祝贺您成功地到达这一个阶段。您展现出了很大的勇气和努力来讨论一些困难的话题，并直面这些问题。这是最后一次会面了，您感觉如何呢？自 PM+ 疏导启动以来，您认为哪些方面有所改进呢？又有哪些方面尚未改善？对于可以做些什么来尝试改善这些方面，您有什么想法吗？

要点：

- PM+ 就像学习一门新语言——如果想说得流利，就需要每天练习。
- 您练习 PM+ 策略越多，就越有可能保持健康。

- 如果您经常练习 PM+ 策略，在未来面对可能的困境时，您将处理得更好。
- 服务对象拥有自行使用 PM+ 策略所需的所有信息。
- 有时在家中放置有关 PM+ 策略的提示可能会有所帮助。（您可以邀请服务对象就如何做到这一点提出建议。）
- 许多服务对象在未来仍会面对一些问题。

请鼓励您的服务对象继续实践这些策略以保持健康。您可以先请服务对象考虑一下他们能做些什么来保持健康。您还可以向服务对象强调他们有资料表，它们可用于提醒服务对象练习这些策略（见附录 E）。

例如：

我们将讨论一下如何在完成 PM+ 疏导后保持健康。对于如何保持健康，您有什么想法吗？

下面是一个能让您更清楚地描述服务对象可以如何保持健康的例子：

我认为 PM+ 类似于学习一种新语言。我已指导您
学习了一些策略，以帮助您处理生活中的不同问题。
正如学习一门新语言，如果您希望把新语言讲得流利，您就需要
每天进行练习。同样，如果您尽可能多地练习这些策略，您就更
容易保持健康。此外，假如您将来遇到困难，如果您经常练习这
些策略，您将有更大的机会克服这些困难。

这项疏导并不神奇。您已经学会了 PM+，并可以将其应用
到您自己的生活中。现在您就是自己的帮助者了。如果您需要帮
助自己记住如何使用这些策略，您可以重温这些资料表。您可能
想将这些图片或其他物品放置在家中，以提醒您在这里学到的东
西。有些人会将笔记贴在他们的墙上或放在家中显眼的位置，这
样他们就不会忘记这些策略。

然后请花些时间与服务对象讨论，如果未来经历严重的压力
事件或负面情绪，他们具体可以做些什么。让服务对象有机会告
诉您他们会先做什么，并协助他们尽可能详细地描述他们将如何
回应。（例如，请询问他们将如何改善自己的社会支持，而不是
只简单地说"我会加强社会支持"。）

 服务对象在未来再次经历困难的情形并不少见。下
次您遇到非常困难的状况，或再次觉察到负面情绪

时，您认为自己可以做什么？（请给出与服务对象相关的具体例子，例如失业、与伴侣发生冲突、感到抑郁等。）

3. 想象如何助人（20 分钟）

对许多服务对象来说，确保他们理解您所教授的每一项策略是有帮助的。请使用附录 F 中的案例，让服务对象把案例中的每个人物都想象为自己的好友，并考虑他们会建议朋友练习什么策略。如果服务对象觉得这项练习很困难，您可以借此机会指导他们哪种策略更适合哪类问题。如果服务对象更希望谈论一位在现实生活中遇到了问题的朋友，请使用他们的朋友作为例子。

现在我们将要做的是作为助人者一同工作，您了解所有的 PM+ 策略，并知道何时运用它们是最好的时机，因此您可以感到信心十足。我这里有几个不同人物的例子，我希望您能将他们想象为您的亲密朋友或家庭成员。当我读出这些例子后，我们将花些时间讨论您可以如何使用学过的策略来帮助他们处理他们的问题。（读出附录 F 中的第一个例子。）

根据您所学过的策略，您能否就哪些策略对他们最有帮助提出一些建议？

4. 展望未来（15 分钟）

目的：

1. 帮助服务对象为未来做好准备。

2. 帮助服务对象回顾 PM+ 疏导中尚未实现的目标或尚未改进的问题。

3. 协助服务对象思考他们希望以何种方式持续改进。（例如，选择新目标。）

 最后，我想要花点时间谈谈您如何继续实践您所学的策略，以实现您可能有的目标。您现在有没有短期内希望通过策略来处理的任何问题？

如服务对象在确定他们的目标或希望处理的问题时遇到困难，您可参考评估中他们最初的问题列表。

 如果要开始处理或减轻这个问题，您可以做的第一件事是什么？您何时能够这样做？

请帮助服务对象制订行动计划：为了继续改善身心健康状况或者管理他们的问题，他们可以开始做些什么？

5. 结束会面及 PM+ 疏导（10 分钟）

结束这次会面时，请再次感谢并祝贺服务对象。祝他们康复顺利，并提醒他们继续实践策略。我们建议您安排于数月内跟进服务对象的进度。此时与服务对象核查他们是否计划搬迁或离开这个地区可能会有所帮助。

如果在疏导结束时服务对象的情况尚未改善，怎么办？

您应该与您的督导师讨论服务对象的进展情况。如果您和督导师一致认为服务对象直到第五次会面前仍没有足够的改善（例如，心情不好、焦虑或压力等情绪问题几乎没有改善或完全没有改善），您可以考虑以下几种选择。您和督导师可以在第四和第五次会面之间，或您与服务对象完成第五次会面后，做出以下选择。

1. 根据您与督导师的讨论，您可以鼓励服务对象继续独立实践 PM+ 策略，并安排在未来的特定时间（例如，第五次会面后再过三个月）进行个案跟进。这项建议只适用于痛苦程度不严重，而且没有自杀意念的服务对象。

2. 根据您与督导师的讨论，您可以将服务对象转介给（精神）健康专家以进行评估和进一步照护。这适用于处于严重困境的服务对象，这也可帮助那些在 PM+ 结束时或在三个月后的后续评估中有自杀意念的服务对象。如果服务对象已经投入地参与了 PM+ 疏导，但痛苦程度并没有太大改善，建议您也这样做。

3. 在与您的督导师讨论的基础上，您和您的督导师可以使用相同的策略提供额外的 PM+ 会面。例如，一位服务对象花了较长时间才信任您成为他 / 她的助人者，且在随后的会面中开始显示出改善，他 / 她可能会受益于这个选项。

致　谢

项目协调

PM+ 计划是 Mark van Ommeren 在精神卫生与物质滥用司司长的指导下协调开展的。

撰写和构思

本手册由 Katie Dawson（新南威尔士大学）撰写。PM+ 的构思是由 Mark van Ommeren（世界卫生组织）、Richard Bryant（新南威尔士大学）、Katie Dawson（新南威尔士大学）、Melissa Harper（世界卫生组织）、Alison Schafer（世界宣明会）和 Alvin Tay（新南威尔士大学）提出的。

审　阅

以下人士参与审阅了手册和 / 或其基础概念文件：Nancy Baron（Psycho-Social Services and Training Institute，心理社会服务和培训学院）、Pierre Bastin（红十字国际委员会）、Jonathan Bisson（卡迪夫大学）、Dan Chisholm（世界卫生组织）、Neerja Chowdhary（Sangath）、Rachel Cohen（Common Threads，生命共同体）、Pim Cuijpers（阿姆斯特丹自由大学）、JoAnne Epping-Jordan（美国西雅图）、Steve Fisher（Basic Needs，基本需求组织）、Michelle Funk（世界卫生组织）、Claudia Garcia-Moreno（世界卫生组织）、Steven Hollon（范德堡大学）、Sarb Johal（梅西大学）、Dayle Jones（世界卫生组织）、Lynne Jones（哈佛大学公共卫生学院）、Mark Jordans（TPO 健康网）、Berit Kieselbach（世界卫生组织）、Annet Kleiboer（阿姆斯特丹自由

大学）、Roos Korste（荷兰阿姆斯特丹）、Aisyha Malik（牛津大学）、Anita Marini（意大利里米尼）、Laura Murray（约翰霍普金斯大学）、Sebastiana Nkomo Da Gama（世界卫生组织）、Bhava Poudyal（阿塞拜疆巴库）、Atif Rahman（利物浦大学）、Alison Schafer（世界宣明会）、Marian Schilperoord（联合国难民事务高级专员公署）、Yutaro Setoya（世界卫生组织）、Marit Sijbrandij（阿姆斯特丹自由大学）、Renato Souza（圣保罗大学）、Wietse Tol（约翰霍普金斯大学）、Peter Ventevogel（联合国难民事务高级专员公署）、Helena Verdeli（哥伦比亚大学）、Inka Weissbecker（国际医疗团）、Valérie Wisard（瑞士日内瓦）、Taghi Yasamy（世界卫生组织）、Bill Yule（伦敦国王学院）和 Doug Zatzick（华盛顿大学）。

以下人士参与审查了随附的培训材料（按要求提供）：Nancy Baron（心理社会服务和培训学院）、Neerja Chowdhary（Sangath）和 Nina Josefowitz（多伦多大学）。

测　试

在肯尼亚内罗毕进行有关可行性和确定性的随机对照试验时，以下机构为 PM+ 的合作伙伴：肯尼亚卫生部、新南威尔士大学、阿姆斯特丹自由大学、世界卫生组织和世界宣明会。

在巴基斯坦白沙瓦进行有关可行性和确定性的随机对照试验时，以下机构为 PM+ 的合作伙伴：白沙瓦政府卫生服务部门（Government Health Services KPK Peshawar）、人类发展研究基金会（Human Development Research Foundation）、雷丁女士医院（Lady Reading Hospital）、利物浦大学、新南威尔士大学、阿姆斯特丹自由大学、世界卫生组织，以及位于拉瓦尔品第精神病学研究所的世界卫生组织合作中心。

资　助

联合国难民事务高级专员公署（UNHCR）在本手册的概念化阶段提供了资助。

加拿大重大挑战机构、加拿大世界宣明会和澳大利亚世界宣明会资助了在肯尼亚内罗毕进行的先导和最终随机对照试验。

美国国外灾害援助办公室（OFDA）资助了在巴基斯坦白沙瓦的先导随机对照试验。

通过美国国际发展部（Department of International Development，DFID）和 Wellcome 信托基金的资助，"加强人道主义援助学习和研究"（ELRHA）的"人道主义危机中的健康研究"（R2HC）支持了在巴基斯坦白沙瓦进行的最终随机对照试验。

简体中文版

简体中文版由钱炜、童慧琦翻译，由刘正奎提供专业建议及审校，感谢杨文文、彭巍、吴岩提供文字编辑协助，感谢中信出版社的洪勇刚、沈家乐、刘倍辰在本书出版过程中的专业支持。

我们也向英文版和繁体中文版工作团队表示感谢。

英文版：我们感谢 David Wilson 进行的文本编辑、Julie Smith 提供的插图和 Alessandro Mannocchi 精心的平面设计和版面编排。

繁体中文版：陈雪怡、冼迦文、黄佳伶、宋力行和洪磺正协助翻译，陈浚灵（香港大学）和林莉蓉提供专业的建议及翻译审查，并由梁智因提供插图。

译者后记

准备写这篇后记时，我刚收到《问题管理家（PM+）》简体中文版样书，它让我想起这本手册尚在筹备出版时的一张照片——在那张由我所在的武汉心理援助工作站的同事抓拍的照片中，一位身穿防护服的医生正站着低头翻阅一本供内部学习用的"问题管理家（Problem Management Plus，简称PM+）"参考手册。她叫张奔奔，是一位年轻的武汉医生，刚刚经受了新冠肺炎疫情严峻考验的她，正在参加中国心理学会举办的"问题管理家"公益特训班。在忙碌的工作中，她难得有时间读书，但她把这本参考手册带在身边，一遇到短暂休息就开始站着看书学习。像这张生动的照片一样，在本书翻译过程中我所经历的令人感动的时刻还有许多。

作为心理学科研人员和一线心理援助、心理危机干预工作者，在疫情期间，我带领"问题管理家"助人者团队驻扎在武汉，为医护人员开展了四个多月的心理援助。协助我们开展工作的，正是我们正在培养的公共卫生体系"问题管理家"助人者队伍。当我们在多家医院开展心理援助、为各院"问题管理家"小组开展督导时，医护人员常常拿出自己的"问题管理家"内部手册展开探讨。那一本本或折了角，或卷了边，或打着问号，或写满笔记的手册，记载了他们作为助人者不断成长和奉献的历程。我衷心地希望正式出版的《问题管理家（PM+）》简体中文版手册能成为他们手中新的助人工具。

在我看来，如果给"问题管理家"赋予人格形象，那一定是一位目光坚定、态度务实、带着专业的助人工具和温暖的助人之心、充满开放和合作精神躬身入局的青年助人者。我们的相遇，至今已经三年多了。这三年，是中国心理学会向世界卫生组织（WHO）申请授权、翻译出版"问题管理家"

手册的三年，也是我们在世界卫生组织、中国心理学会和学界前辈们的关心、支持下创建"问题管理家中国应用"的三年。作为《问题管理家（PM+）》简体中文版译者和"问题管理家中国应用"执行负责人，我备感荣幸，也深知责任重大。

世界卫生组织在《问题管理家（PM+）》手册中开宗明义：PM+ 是对认知行为治疗（CBT）、人际心理治疗（IPT）等有效干预方法进行调整、融合而形成的简化、可扩展、实证有效的心理疏导方案，通过"问题管理"（Problem Management）和"提供协助行为转变的方法"（+）为身处逆境或其他压力情境的人群提供支持，帮助他们处理抑郁、焦虑、无助感等心理问题并提升应对现实问题的能力。尤为重要的是，非专业人员在受训、督导的框架下可以开展 PM+ 疏导，因此 PM+ 非常适合在专业资源相对不足的地区广泛应用。

"问题管理家中国应用"秉承融合、创新的精神，对国际先进的心理疏导技术进行中国化应用的创新探索，旨在为我国越来越受到重视、广泛开展的心理援助、心理危机干预和社会心理服务等工作提供有循证基础的专业支持。

世界卫生组织和中国心理学会对"问题管理家中国应用"给予了高度重视和大力支持，而培养"问题管理家"中国助人者队伍则是首要工作。为此，我们进行了"问题管理家"课程体系研发，开展骨干人才培养计划，并不断深化多领域应用实践，这些工作都取得了令人瞩目的成绩。

我们建构的"问题管理家"课程体系，以"训练营"为框架，形成了系统的教学、演练、考核、督导机制，使受训学员通过专业学习和实操演练，从"知道"到"做到"，将 PM+ 手册内容转化为实践工作中的助人技术和能力，成为合格的 PM+ 助人者。

"问题管理家"应用模式的升级创新在疫情期间显得更为急迫——我们需要面对疫情带来的影响，并改进传统心理援助工作模式。我和 PM+ 中国应用核心团队在 2020 年初披星戴月地研发"自助安心训练营"的日子依然历历在目。系列训练营将 PM+ 核心策略与互联网科技相结合，便捷、高效地把"多技术融合的心理疏导"的力量传递给有需求的不同群体。

中流击水，奋楫者进。与此同时，"问题管理家"应用在妇联、社区、公共卫生等多领域发展：以 PM+ 框架为支撑的"妇联工作者 - 爱她心坊赋能计划""金银潭医院医护人员心理健康素养与能力提升计划""湖南省人民医院情绪管理门诊"等都是"问题管理家"应用模式多领域拓展的成果。

风正一帆悬。三年来，"问题管理家中国应用"取得了阶段性成果，而社会心理服务工作的复杂性和长期性不言而喻，我深信 PM+ 将在其中发挥重要作用。我常回想起 2020 年初为抗疫心理援助通宵工作时，刘正奎老师说："未来，许多人可能已经遗忘的时候，我们还将一直守望……"；我也常体会到与金银潭医院医护团队在争分夺秒、并肩战疫的日子里结下的深厚温暖的情谊；我也记得 2020 年底，受黄院长邀请在湖北省医学大会做"PM+公共卫生领域应用与实践"报告时，张定宇主任对我说，经历疫情考验的医护人员需要有工具帮助自己安稳身心，同时更好地帮助患者，希望"问题管理家"能继续发挥独特的作用。这些画面中的感动、敬意和责任感，一直激励着我前行。

让我感到自豪的是，目前全国已经有近千名 PM+ 助人者在医疗、教育、应急管理、司法、妇幼及社区工作等领域开展工作——这支不断扩大的助人者队伍带着 PM+ 专业、热诚、务实的志愿精神，成为心理援助事业的一支骨干力量。正如世界卫生组织驻华代表高力（Gauden Galea）医生在 2021 年"问题管理家中国应用"年会的视频致辞中所言："你们的工作举足轻重，是你们在初级卫生保健、在社区中提供心理服务，把心理健康的堡垒建在了民众触手可及的地方。"

看着眼前的书稿，我心中颇为感慨，本书的翻译是与我参与的大量心理援助工作交织在一起的。一线工作中，PM+ 的框架体系、核心策略和实施要务等从手册中的文字、图表，逐渐转化为我和团队手中有温度、有力量的专业工具和可实施的系统方案。丰富的应用实践推动了"问题管理家中国应用"的发展创新，也促进我与同行探讨并修订译本，使其更切合世卫组织的研发理念和 PM+ 中国实践。

　　这本《问题管理家（PM+）》手册，通过框架性的疏导流程、配套的系列评估工具、为各次会面拟好的参考对话文本，以及便于发给服务对象以继续练习的资料表等，为助人者提供了一个设计精良、专业务实的便携"工具箱"，相信读者能从中收获许多被实践检验过的有效方法。

　　心理援助需要热情和关爱，更需要科学有效的方法和措施，《问题管理家（PM+）》的行文和结构都体现出这样热诚而冷静、充满力量而不事张扬的风格，这也是我在翻译过程中希望坚持的准则。

　　出版在即，满心感谢：感谢世界卫生组织和中国心理学会的信任和重视，感谢支持 PM+ 系列心理援助工作的得到 App 和上海宋庆龄基金会等多家公益机构，感谢三年多来关注、陪伴"问题管理家中国应用"成长的各位师长和同道，感谢 Ruzek 老师、费俊峰老师和吴坎坎老师的专业支持，特别感谢童慧琦老师在本书的翻译过程中给予的指导和帮助，我还要感谢"问题管理家中国应用"核心团队的成员，并向每一位 PM+ 中国助人者致意！

　　翻译工作力求充分尊重原著，但本书涉及东西方对一些心理援助专业词汇和具体措施的描述差异，难免存在不足，敬请读者予以谅解。

中国心理学会心理危机干预工作委员会副秘书长

问题管理家中国应用执行负责人

中国心理学会"抗击疫情安心行动"武汉心理工作站副站长